RECHERCHES HISTORIQUES

L'EXERCICE DE LA MÉDECINE

DANS LES TEMPLES,

CHEZ LES PEUPLES DE L'ANTIQUITÉ.

LYON. — Imprimerie de Dumoulin, Ronet et Sibuet.

RECHERCHES HISTORIQUES

SUR

L'EXERCICE DE LA MÉDECINE

DANS LES TEMPLES,

CHEZ LES PEUPLES DE L'ANTIQUITÉ,

SUIVIES DE

CONSIDÉRATIONS

SUR LES RAPPORTS QUI PEUVENT EXISTER ENTRE LES GUÉRISONS QU'ON OBTENAIT DANS LES ANCIENS TEMPLES, A L'AIDE DES SONGES, ET LE MAGNÉTISME ANIMAL, ET SUR L'ORIGINE DES HÒPITAUX ;

par

L. P. Auguste Gauthier,

D. M. P.,

Médecin de l'hospice de l'Antiquaille de Lyon, membre de l'Académie, du Conseil de salubrité, de la Société de médecine et de la Société littéraire de la même ville, correspondant d'un grand nombre de Sociétés savantes nationales et étrangères.

—

PARIS,

J.-B. BAILLIÈRE, LIBRAIRE,

rue de l'École-de-Médecine.

LYON,

CH. SAVY JEUNE, LIBRAIRE - ÉDITEUR,

quai des Célestins, 48.

—

1844.

A

MONSIEUR MENOUX,

CONSEILLER A LA COUR ROYALE DE LYON,

Chevalier de la Légion-d'Honneur.

Membre du Conseil municipal, et de l'Académie royale
des sciences, arts et belles-lettres de Lyon.

*Témoignage de respectueux dévouement
et de reconnaissance.*

L.-P.-A. GAUTHIER.

AVANT-PROPOS.

J'avais composé, il y a plusieurs années, une dissertation intitulée : *Recherches historiques sur l'origine de la Médecine et sur les guérisons des maladies, opérées par les prêtres d'Esculape dans les temples de ce dieu*, et je l'avais offerte, en manuscrit, à quelques Sociétés savantes (1).

(1) La plus grande partie de cette Dissertation a été imprimée dans les *Mémoires de l'Académie des sciences, arts et belles-lettres de Dijon*, année 1836, p 53-65.

(viij)

Ayant lu divers ouvrages publiés récemment, dans lesquels on prétend
que les prêtres des temples guérissaient leurs malades à l'aide du magnétisme et du somnambulisme, j'ai
fait de nouvelles études sur le sujet
que j'avais traité précédemment; j'ai
multiplié mes recherches afin de parvenir à connaître la vérité, et j'ai
acquis la conviction que le somnambulisme magnétique ne faisait point
partie des moyens que les prêtres des
anciens temples mettaient en usage
dans le traitement des maladies.

Le travail que je publie aujour-
d'hui diffère entièrement de la Dissertation que j'avais composée précédemment, soit par son étendue,

soit par les considérations que j'y ai ajoutées sur les rapports qui existent entre les guérisons obtenues dans les temples, à l'aide des songes, et le magnétisme animal, et sur l'origine des hôpitaux.

J'ai entrepris de traiter un des points les plus obscurs de l'histoire de la médecine, sur lequel je ne me dissimule pas combien il est difficile de répandre quelques lumières. Nous n'avons pour nous guider que des documents très-incomplets et souvent d'une autorité douteuse. Ces documents sont épars dans les anciens auteurs; j'ai cherché à les réunir et à les discuter dans cet écrit qui contient un résumé de ce qu'ils offrent de moins incertain.

En voulant démontrer que les prêtres des anciens temples ne mettaient pas leurs malades dans un état de somnambulisme, et n'étaient pas eux-mêmes des somnambules, mon intention n'est point de prendre part à la lutte qui s'est engagée au sujet du magnétisme animal, depuis plus d'un demi-siècle, et qui est loin encore d'être terminée. Je soutiens seulement que les partisans du magnétisme ont mal interprété les faits historiques, et mon unique but est de les exposer tels qu'ils sont réellement, sans chercher à les faire servir à la défense d'un système.

RECHERCHES HISTORIQUES

L'EXERCICE DE LA MÉDECINE

DANS LES TEMPLES,

CHEZ LES PEUPLES DE L'ANTIQUITÉ.

CHAPITRE PREMIER.

Recherches sur l'origine de la Médecine ; elle paraît avoir été dans les premiers temps purement domestique et populaire ; ensuite elle a été exercée par les prêtres, dans les temples de leurs dieux, chez les peuples les plus anciens.

L'histoire des premiers temps de la médecine est aussi obscure que l'histoire des premiers peuples; les seuls documents que nous possédions pour les époques les plus reculées, sont quelques passages de poètes, d'historiens ou de philosophes bien postérieurs aux événements dont ils parlent, et qui ont souvent plus ou moins altéré la vérité, soit dans le but de plaire à leurs lecteurs par des récits agréables, soit parce qu'ils ont eux-mêmes été induits en erreur par des traditions mensongères.

Les peuples de l'antiquité ont presque tous eu l'usage d'attribuer à leurs dieux l'invention des sciences, des arts et de toutes les choses utiles. C'est ainsi que la découverte de la médecine a été par eux attribuée à Apollon, à Diane, à Minerve, à Mercure, à Isis, à Osiris, à Esculape. Cela vient probablement, soit de ce que les premiers hommes qui ont trouvé des soulagements aux maux de leurs semblables ont été ensuite déifiés par reconnaissance; soit de ce que les premiers rois et les héros qui ont ensuite été mis au rang des dieux, se sont fait un honneur d'exercer la médecine, comme nous le voyons chez les rois d'Égypte;

soit enfin de ce que les anciens peuples, ayant perdu le souvenir des hommes bienfaisants desquels ils tenaient leurs premières connaissances médicales, ont mieux aimé en faire honneur aux divinités qu'ils adoraient, que d'avouer leur ignorance.

Cet usage qu'ont eu les peuples de l'antiquité d'attribuer aux dieux l'invention de la médecine, a dû être une des principales causes qui ont porté les prêtres de ces divinités à s'arroger l'exercice de l'art de guérir dans leurs temples. Il faut y joindre la croyance qu'avaient les anciens, que les maladies venaient de la colère du ciel : quoi de plus naturel que de demander du soulagement à ceux que l'on croit nous avoir envoyé des maux en punition de nos fautes !

Cependant il ne paraît pas que chez les Grecs la médecine ait été d'une manière exclusive entre les mains des prêtres, dans les temps qui ont précédé la guerre de Troie ; elle ne formait point alors un état à part ; elle était exercée par tout le monde et purement domestique. La vue du premier homme qui fut malade dut nécessairement inspirer à ceux qui l'entouraient l'idée de trouver un remède à ses douleurs. On fit de là plusieurs tentatives plus ou moins grossières. Quand quelques-unes avaient réussi, on en conservait la mémoire ; et ceux qui connurent, par expérience ou par tradition, le plus grand nombre de ces pratiques réputées salutaires, furent les premiers médecins. Ainsi donc il paraît que, chez le plus grand nombre des peuples de l'antiquité, la médecine, avant d'être sacerdotale, a dû être domestique. Cependant ceux dont il est fait mention dans ces siècles reculés, comme ayant exercé l'art de guérir, étaient des rois, des héros, des prêtres, des poètes, des devins, en un mot, des hommes d'une grande distinction, qui pensaient, sans doute, n'avoir pas de moyen plus sûr de se mettre au-dessus de leurs semblables, que de les soulager dans leurs souffrances.

Maxime de Tyr attribue l'origine de la médecine à l'usage qu'avaient plusieurs peuples de l'antiquité d'exposer leurs malades dans les places publiques ou dans les passages les plus fréquentés, afin d'interroger les passants qui s'arrêtaient près d'eux et de leur demander ce qu'ils avaient fait ou vu faire dans des circonstances semblables (1). On peut faire remonter

(1) Nous allons rapporter textuellement le passage de Maxime de Tyr à ce sujet (*Dissertation XL*). « Voici comment on rapporte que « la médecine a été jadis inventée : Les parents « des malades allaient les déposer dans les rues « et les passages les plus fréquentés ; les pas- « sants s'approchaient, faisaient des questions « sur la maladie, et, selon qu'ils avaient été « atteints du même mal, et avaient été guéris « en prenant quelque chose, ou en faisant

l'origine de la médecine clinique à cette coutume, qui a existé chez des peuples très-anciens, mais principalement chez les Babyloniens, les Grecs, les Espagnols, les Écossais (1), comme l'attestent Hérodote, Strabon (2), Plutarque (3), Sozo-

« quelque amputation, ou par la diète, cha-
« cun indiquait le remède qui avait réussi.
« L'identité des maladies fixa dans la mémoire
« l'identité des médicaments qui avaient eu du
« succès, et une courte habitude de l'ensemble
« de ce résultat fut la mère de la science. »

(1) A ces peuples Strabon ajoute les Égyptiens. Sprengel prétend que cela n'est guère vraisemblable, et que la médecine a été exclusivement sacerdotale en Égypte dès les temps les plus reculés. Il pense donc qu'il y a probablement une erreur dans le texte de Strabon, et qu'au lieu des Égyptiens, Αἰγύπτιοι, il faut lire les Assyriens, Ασσυριοι.

(2) *Géograph.*, l. XVI, p. 1082, et l. III, p. 234.

(3) Plutarque parle de cet usage dans son opuscule qui est intitulé : *S'il est vrai qu'il faille mener une vie cachée*, chap 2.

mène (1), Servius (2), Isidore de Séville et quelques autres. Les Babyloniens en avaient même fait une loi, au rapport d'Hérodote (3).

On a prétendu, d'après quelques passages de Platon, de Celse, de Pline, que la chirurgie était plus ancienne que la médecine. Malgré ces autorités, cette opinion n'a rien de certain. Les moyens de guérison, dans ces premiers temps, consistaient principalement dans la connaissance de quelques plantes, dans des amulettes ou des pratiques superstitieuses, et il est probable qu'on dut appliquer d'abord ces moyens à tous les maux qui se présentèrent, soit qu'ils fussent des plaies ou des maladies internes. Homère, il est vrai, ne parle presque que des connaissances chirurgicales des fils

(1) *Histor. ecclesiastic.*, l. 2, c. 7.
(2) Servius ad Virgilii *Æneid.* l. XII, v. 395.
(3) *Histor.* lib. 1, c. 197.

d'Esculape, Podalyre et Machaon, et ne dit pas qu'on les ait consultés dans la peste qui ravagea le camp des Grecs pendant le siége de Troie ; mais Homère, décrivant les combats de ses héros, n'a dû s'occuper que des blessures qu'ils recevaient. Son silence ne prouve point qu'on n'ait pas consulté Podalyre et Machaon dans la peste, vu qu'il parle de cette maladie en très-peu de mots. D'ailleurs, le poète Arctinus de Milet, qui vivait peu de temps après Homère, dit positivement que Machaon s'occupait principalement de la chirurgie, et Podalyre de la médecine (1). Quoi qu'il en

(1) Ce passage d'Arctinus de Milet nous a été conservé par Eustathe, dans son Commentaire sur le XIe livre de l'*Iliade*. Nous allons en donner la traduction avec les corrections qui y ont été faites par le professeur Welcker de Bonn, dans un Mémoire qu'il a publié sur les premiers témoignages de l'origine de la médecine interne chez les Grecs. (*Hecker, Littera-*

soit, ces deux fils d'Esculape suivirent plutôt l'armée des Grecs comme guer-

rische Annalen der Gesammten Heilkunde, t. 22, p. 26.) « Esculape avait enseigné à ses deux fils « la science de tout ce qui regarde les mala-« dies; mais il avait rendu l'un plus habile « que l'autre. Il avait appris à Machaon à avoir « la main très-adroite pour retirer du corps les « javelots, faire des incisions et guérir les « plaies; il avait donné à Podalyre des notions « très-exactes pour reconnaître ce qui échap-« pait à la vue et pour guérir les maux incu-« rables. Ainsi Podalyre reconnut le premier « la fureur d'Ajax à l'aspect de ses yeux étin-« celants et de l'indignation qui agitait son « âme. » Ce passage, qui se compose de huit vers hexamètres, et qui est d'un auteur qui écrivait peu de temps après Homère, est bien plus important que ce qu'ont pu dire Celse, Pline et même Platon, sur l'ancienneté de la chirurgie. Il prouve au moins qu'à l'époque où vivait Arctinus, on s'occupait déjà de diagnostic, et que l'on distinguait la médecine de la chirurgie. Enfin, la guérison des filles de Prœtus, roi d'Argos, atteintes d'aliénation mentale,

riers que comme médecins (1); mais ayant acquis des connaissances spéciales sur le pansement des plaies et le traitement des maladies, ils s'en servirent pour donner des secours à leurs compagnons d'armes.

à l'aide de l'ellébore et des formules magiques, attribuée par plusieurs anciens auteurs au devin Mélampe, est bien aussi une cure médicale.

(1) Ce ne fut que beaucoup plus tard, chez les Grecs, que des médecins non combattants suivirent les armées. Une loi de Lycurgue, citée par Xénophon (*de Republicâ Lacedem.*, c. 13) ordonne que des médecins suivent les armées lacédémoniennes, et qu'ils aient leur place parmi ceux qui ne combattaient pas. M. Hecker (*Hist. de la médecine*, t. 2, p. 242) pense que ces médecins ne pouvaient être que des prêtres des temples. Schulz (*Historia medicinæ*, p. 145), et M. Littré (traduction d'Hippocrate, p. 6) émettent la même opinion.

CHAPITRE II.

Esculape adoré en Grèce comme Dieu de la médecine.
A quelle époque on a commencé à lui bâtir des
temples et à y exercer la médecine ; combien ces temples, qu'on appelait *Asclépions*, étaient nombreux.

Quoiqu'avant le siége de Troie la médecine n'ait pas été chez les Grecs d'une
manière exclusive entre les mains des
prêtres, il paraît cependant que les Cu-
rètes et les Cabires, qui furent les plus
anciens prêtres de la Grèce, s'occupèrent
déjà de l'art de guérir (1). Mais quand les
Grecs eurent commencé à adorer Esculape comme dieu de la médecine, et à lui
ériger des temples, ses prêtres ne tardèrent
pas à devenir les seuls médecins. M. Lit-

(1) Sprengel, *Hist. de la médecine*, t. I, . c4.

tré (1) pense qu'Esculape, dieu de la médecine, est venu, comme tous les dieux de l'Olympe grec, des régions de l'Orient. Un savant médecin allemand, M. Rosenbaum, soutient aussi que c'est de l'Orient qu'est venue aux Grecs l'idée d'adorer un dieu de la médecine (2); il se fonde sur ce qu'Homère ne regarde Esculape que comme un homme, et sur ce que les sacrifices, les formules magiques et les songes à l'aide desquels on traitait les malades dans les temples, annoncent les coutumes de l'Orient. M. Malgaigne (3) est tenté de croire que les Grecs ayant emprunté, soit aux Egyptiens, soit

(1) *Traduct. des œuvres d'Hippocrate*, t. I, p. 6.

(2) M. Rosembaum a émis cette opinion dans une analyse de l'*Histoire de la médecine*, du docteur Isensée, qui a été insérée dans la *Gazette médico-chirurgicale* de Salzbourg, tom. 1, 1841, p. 155.

(3) *Lettres sur l'Histoire de la chirurgie*, insérées dans la *Gazette des hôpitaux*, en 1842. Ces

aux Phéniciens, un dieu médecin du nom d'Esculape, le confondirent avec le père de Podalyre et de Machaon (1).

Les auteurs anciens ne sont pas d'accord sur l'époque où l'on a commencé à adorer, en Grèce, Esculape comme un dieu, et à lui bâtir des temples. Apollodore d'Athènes, cité par saint Clément

lettres, de M. Malgaigne, contiennent plusieurs idées ingénieuses.

(1) Schulz (*Historia medicinæ*, p. 116) est également d'avis que les Égyptiens et les Phéniciens ont adoré un dieu de la médecine longtemps avant les Grecs. Pausanias (lib. 7, c. 23) dit qu'en visitant un temple d'Esculape, il trouva un habitant de Sidon qui lui dit que les Phéniciens connaissaient beaucoup mieux que les Grecs les choses divines ; qu'ils regardaient Esculape comme l'air qui donne la santé aux hommes et aux animaux, et qu'ils lui donnaient pour père Apollon ou le soleil qui, par sa marche, règle les saisons et cause la salubrité de l'air.

d'Alexandrie (1), prétend que ce fut cinquante-trois ans avant la prise de Troie. Pausanias (2) fait mention d'un temple d'Esculape, à Amyclée, qui aurait été consacré par Hercule, en reconnaissance de ce qu'Esculape l'avait guéri d'une douleur à la cuisse. Cependant, malgré ces autorités, il paraît certain que le culte d'Esculape n'a point existé antérieurement au siége de Troie. Homère n'en parle nulle part ; il ne regarde Esculape que comme un excellent médecin, et Hésiode n'en fait pas mention dans sa Théogonie. Alexanor, fils de Podalyre, fit bâtir, selon le témoignage de Pausanias, à Titane, ville du Péloponèse, un temple en l'honneur d'Esculape, son aïeul. Dujardin (3),

(1) *Stromat.*, lib. 1, c. 21.
(2) *Græciæ descriptio*, lib. 3, c. 19.
(3) *Histoire de la chirurgie*, tome 1, page 118.

Sprengel (1) et M. Hecker (2) pensent que ce temple, qui fut construit environ 50 ans après la prise de Troie, fut le premier où un culte divin fut rendu au dieu de la médecine.

M. Malgaigne (3) est d'avis que le culte d'Esculape est d'une époque encore plus moderne, et un savant Danois, Birger Thorlacius (4), va jusqu'à prétendre qu'il ne date que du 5e siècle avant Jésus-Christ. La raison qu'il en donne est que Pindare, dans sa 3e Pythique, ne parle d'Esculape que comme d'un héros et non comme d'un Dieu; mais Thorlacius n'a pas fait

(1) *Histoire de la médecine*, traduite par M. Jourdan, tom. 1, p. 132.

(2) *Geschichte der Heilkunde;* Berlin, 1822, t. 1, p. 55.

(3) *Lettres sur l'histoire de la chirurgie*, insérées dans la *Gazette des hôpitaux.*

(4) *Prolusiones et opuscula argumenti maxime philologici.* Copenhague, 1806, tome I, page 118.

attention qu'Hipys de Reggio (1), écrivain contemporain de Pindare, fait mention de l'exercice de la médecine dans le
temple d'Épidaure ; et, quoique l'histoire
d'une guérison miraculeuse d'une femme
qui avait le ver solitaire, qu'il attribue à
Esculape, ne soit qu'un conte absurde et
ridicule, cela ne prouve pas moins qu'à
l'époque où vivait Hipys de Reggio, le
temple d'Épidaure existait déjà, et qu'Esculape y était adoré comme un dieu (2).

(1) Cité par Elien (*Histor. animalium*, l. IX,
c. 33).

(2) Voici cette guérison miraculeuse, telle
que la rapporte Hipys de Reggio, cité par Elien :
« Une femme était atteinte d'un tœnia, et les
« médecins les plus habiles avaient renoncé à
« la guérir ; elle s'en alla à Epidaure et pria les
« dieux de lui donner sa guérison. Esculape était
« alors absent. Les gardiens du temple firent
« coucher cette femme dans le lieu où le dieu
« avait coutume d'opérer ses cures ; elle obéit.
« Eux, voulant remplacer Esculape, lui cou-

Quelle que soit l'époque à laquelle on ait bâti le premier temple à Esculape, il est certain que ces temples devinrent

« pèrent la tête, et l'un d'eux introduisant sa « main dans le ventre, en retira le ver qui « était d'une grandeur extraordinaire. Ils vou- « lurent ensuite remettre la tête en place, mais « ils ne purent en venir à bout. Le dieu arriva « sur ces entrefaites ; il blâma l'imprudence de « ses ministres, remit la tête sur le tronc, et « renvoya la femme en parfaite santé. » Elien n'élève aucun doute sur l'authenticité de ce fait ; bien plus, il en prend occasion de vanter la bienfaisance et la puissance d'Esculape. Cette histoire, toute absurde qu'elle est, n'en est pas moins le plus ancien document qui existe sur la médecine des Asclépiades, et l'on n'y a pas fait l'attention qu'elle méritait. Hipys de Reggio, qui la rapporte, vivait, suivant Suidas, au temps de la guerre des Perses, sous Darius et Xercès ; il était par conséquent bien antérieur à Hippocrate. On voit par là qu'à cette époque les Asclépiades cherchaient déjà à inspirer aux peuples de la confiance en leur dieu, en lui attribuant de faux miracles. Il

bientôt très-nombreux dans la Grèce ; on leur donnait le nom d'*Asclépion ;* il y en avait dans presque toutes les villes. Schulz (1) en compte 63 dont Pausanias fait mention, et il ne comprend pas dans ce nombre quinze temples dédiés aux divinités médicales égyptiennes, dont le culte fut introduit plus tard en Grèce. Il est probable que ce fut peu de temps après la fondation de ces temples, que les prêtres d'Esculape, qui se disaient ses descendants, et qu'on appelait *les Asclépiades* (2),

paraît en outre qu'il y avait alors en Grèce des médecins autres que les Asclépiades ; étaient-ce des philosophes ou bien des prêtres appartenant à des temples autres que celui d'Epidaure ?

(1) *Historia medicinæ,* p. 115.

(2) Plusieurs médecins grecs ou romains prirent le nom d'Asclépiade en l'honneur de ces anciens prêtres. Chr. Fred. Harles a composé une savante dissertation à ce sujet (*De medicis veteribus Asclepiades dictis.* Bonne, 1828, in-4°). Plusieurs de ces médecins vécurent au temps des empereurs romains.

commencèrent à y exercer la médecine, sous le voile de la superstition et du mystère. Les malades y accouraient de toute part, et pendant leur séjour on mettait en usage différents traitements ; les remèdes étaient le plus souvent conseillés par le dieu lui-même, qui apparaissait en songe au malade.

Cet exercice de la médecine dans les temples d'Esculape peut se partager en deux époques. Dans la première, qui s'étend jusqu'à Hippocrate, les Asclépiades, quoiqu'employant des remèdes le plus souvent superstitieux, ont rendu des services à la science par le goût que quelques-uns d'entre eux ont montré pour l'observation. On doit convenir que dans ces temps de barbarie la médecine pût faire plus de progrès entre les mains d'une corporation comme celle des Asclépiades, que si elle eût été domestique et populaire. Il n'est pas probable qu'à une époque aussi reculée, où les arts et les sciences étaient encore dans l'enfance, il eût pu surgir tout-à-coup un homme de génie qui ait élevé la médecine au rang de science. Dans la seconde époque, qui s'étend depuis Hippocrate jusqu'à l'établissement du christianisme, la médecine des temples dégénéra peu à peu, et ne fut le plus souvent qu'une jonglerie grossière. L'exercice de l'art de guérir ayant été pendant plusieurs siècles l'apanage presque exclusif des prêtres, ce sujet mérite de fixer l'attention du médecin, du philosophe et de l'historien. La médecine fut encore pratiquée, soit en Grèce, soit chez divers anciens peuples, dans d'autres temples que ceux d'Esculape; mais comme nous possédons plus de détails sur ces derniers, nous commencerons par en parler (1); nous examinerons

(3) A cause du peu de documents que nous possédons, nous serons quelquefois obligés de rapporter quelques-uns des usages qui sont

quels étaient les traitements employés et les moyens accessoires qui pouvaient contribuer à leur réussite. Nous dirons ensuite quelques mots du degré d'instruction que pouvaient avoir les prêtres médecins.

donnés comme appartenant à la pratique des autres temples, parce qu'il est assez probable qu'ils devaient être à peu près les mêmes dans les Asclépions.

CHAPITRE III.

Principaux temples d'Esculape ; leur situation. Comment les prêtres, qu'on appelait les Asclépiades, y exerçaient la médecine. Pratiques auxquelles ils soumettaient les malades avant de les admettre en présence du dieu : diète, purification, bains, frictions, sacrifices, prières, nuits passées dans les temples, *incubation*. Songes que l'on recevait dans le temple, et que l'on croyait envoyés par le dieu. Scène du Plutus d'Aristophane. Serpents consacrés à Esculape. Offrandes, inscriptions et tables votives.

Les temples d'Esculape, dont les principaux étaient ceux de Titane (1), d'Épidaure (2), de Cos, de Cnide, de Per-

(1) Fréret (*Mémoires de l'Académie des inscriptions*, tom. 21, p. 27) pense que le temple de Titane, le plus ancien de ceux construits en l'honneur d'Esculape, n'était peut-être originairement qu'un tombeau.

(2) On croyait qu'Esculape était né à Épi-

game (1), de Tricca, de Tithorée et d'E-
gée (2), étaient, pour la plupart, situés
dans des lieux très-salubres et très-agréa-
bles, entourés de bocages et de jardins

daure ; tout le pays qui environnait cette ville
lui était consacré. C'est d'Épidaure que son
culte a été transporté dans la Cyrénaique, dans
l'île de Crète et dans toute la Grèce (Pausanias,
lib. 2, c. 26).

(1) Le culte d'Esculape fut apporté d'Épidaure à Pergame par Archias, fils d'Aristech-
mus, qui avait été guéri par le dieu de la médecine d'une blessure faite à la chasse. (Pausanias, lib. 2, c. 26). Fréret (*Mémoires de l'Académie des inscriptions*, t. 21, p. 32) pense que
le temple d'Esculape n'y a été construit que
postérieurement à l'établissement du royaume
de Pergame, qui a commencé en l'an 283 avant
J. C. C'est de Pergame que le culte d'Esculape
a passé à Smyrne.

(2) Le temple d'Égée, en Cilicie, ne devint
célèbre qu'à une époque moderne. Apollonius
de Thyane y séjourna quelque temps pendant
sa jeunesse ; il y fut initié au culte d'Esculape,
et y reçut des prêtres de ce temple des leçons

enchanteurs (1). Quelques-uns étaient situés sur de hautes montagnes (2) ; on avait souvent eu soin de les construire dans des endroits où il y avait des sources d'eaux minérales. On voit de suite que le séjour que faisaient les malades dans ces lieux agréables, l'air pur qu'ils y respiraient, le changement de régime et de leurs habitudes, la dissipation qu'ils éprouvaient, devaient contribuer pour beaucoup à leur guérison.

Mais la partie essentielle du traitement consistait dans le séjour qu'ils faisaient dans le temple, où ils passaient la nuit et où le dieu leur apparaissait en songe,

dans l'art de tromper les hommes. Plus tard, il guérit aussi des malades dans le temple d'Esculape, à Pergame. (Philostrate, *Vie d'Apollonius*, liv. IV, c. 11.)

(1) M. Littré (traduction des œuvres d'Hippocrate, t. I, p. 10) prétend qu'un bois sacré entourait toujours les Asclépions.

(2) Plutarque, *Questions romaines*, c. 94.

ainsi que dans diverses pratiques auxquelles les prêtres les soumettaient avant cette apparition. Ce séjour dans le temple était appelé par les Grecs εγκοίμησις, et par les Romains, *incubatio*. De là les mots de Plaute, *incubare Jovi* (1), coucher, dormir dans le temple de Jupiter (2). De là encore cette phrase du même poète : *Hic leno ægrotus incubat in Æsculapii fano* (3).

Avant d'admettre les malades en présence du dieu, les prêtres avaient l'adresse de les soumettre à diverses pratiques dont la plupart étaient propres à leur exalter

(1) Plaut., *in Curculione*, act. 2, sc. 2.

(2) On peut voir sur ce sujet Virgile (*Æneid.*, l. 7, v. 85-92). Servius, dans son commentaire sur ce passage, définit ainsi le mot INCUBARE : *Incubare dicuntur hi qui dormiunt ad accipienda responsa*. Tertullien (*De anima*, c. 94) appelle ceux qui allaient dormir dans les temples : *incubatores fanorum*.

(3) Plaut , *in Curculione*, act. 1, sc. 1.

l'imagination, et l'on connaît assez son influence sur les maladies. On leur imposait
une diète de plusieurs jours, afin qu'ils
fussent plus dignes d'approcher de la divinité (1). Galien dit même qu'ils étaient
tellement soumis à la volonté de ces prêtres, qu'ils restaient quelquefois pendant
quinze jours sans boire ni manger, et ce
médecin remarque, à ce sujet, que ceux
qui le consultaient ne lui obéissaient pas
à beaucoup près aussi ponctuellement (2).
On voit, par un passage de Philostrate (3),
qu'ils n'entreprenaient pas la guérison de
ceux qui ne voulaient pas se soumettre
au régime (4). Dans plusieurs temples, on

(1) Strabonis *Geograph.*, l. XIV.

(2) Leclerc, *Histoire de la médecine*, liv. 1,
c. 20.

(3) *Vita Apollonii Thyanœi*, l. 1, c. 6.

(4) Philostrate (*Vita Apollonii Thyanœi*, l. 1,
c. 9) rapporte que pendant qu'Apollonius de
Thyane était dans le temple d'Esculape, à
Égée, ville de Cilicie, un jeune homme hydro-

exigeait aussi que les malades se privassent de vin pendant plusieurs jours (1).

Les profanes ne pouvaient pénétrer dans le temple avant d'avoir subi des purifications (2). On leur faisait prendre des bains d'eau simple ou d'eau minérale, qui étaient accompagnés de frictions, d'onctions, de fumigations. Les prêtres y joignaient encore un autre genre d'impres-

pique vint se faire traiter par ce dieu. Pendant qu'il était en traitement, il continuait à se livrer aux plaisirs de la table. Esculape ne faisait point attention à lui et ne lui envoyait point de songe ; le jeune homme s'en plaignit fortement. Enfin le dieu lui apparut et lui promit sa guérison, s'il consultait Apollonius. Le malade exécuta cet ordre ; Apollonius lui fit changer de manière de vivre et le guérit.

(1) Philostrat., *Vita Apollonii*, l. 2, c. 37.

(2) Ces temples étaient des sanctuaires où il était défendu d'entrer avant d'être purifié. Aucun malade ne pouvait mourir et aucune femme ne pouvait accoucher aux environs du temple d'Épidaure (Pausanias, l. 2, c. 27).

sions bien puissant : ils racontaient en détail aux malades les cures merveilleuses du dieu, et leur montraient les inscriptions et les offrandes qui en faisaient foi (1).

Un sacrifice terminait tous ces préliminaires. Il consistait en un bélier ou quelques autres animaux (2). Cette offrande était toujours accompagnée de prières ferventes (3), dans lesquelles on avait soin de répéter tous les noms du dieu, et pour que l'on n'omît rien, le prêtre lisait lui-

(1) Plutarch., *de Pyth. oraculis.*

(2) Pausanias (l. X, c. 32) dit que, dans le temple de Tithorée, on immolait à Esculape tous les animaux quelconques, excepté les chèvres. Suivant le même auteur, on sacrifiait, au contraire, des chèvres dans le temple d'Esculape, à Balanagre, dans le pays des Cyrénéens. Cela fait voir qu'il y avait souvent des usages différents dans les divers temples du dieu de la médecine.

(3) Plinii *Hist. natur.*, l 28, c. 2.

même la prière à haute voix, et celui qui faisait l'offrande la répétait. Souvent ces prières étaient chantées avec accompagnement de musique (1). Platon dit même qu'il y avait à Epidaure des poètes rhapsodes occupés à composer des hymnes en l'honneur d'Esculape (2).

Enfin, la dernière scène arrivait; on était admis en présence du dieu, et là, les moyens magiques et propres à agir sur l'imagination n'étaient pas épargnés. On profitait de la confiance que l'on avait alors pour les songes; on faisait coucher les malades dans le temple pendant la nuit, souvent sur la peau même du bélier qui avait servi au sacrifice (3); d'autres fois

(1) Aristidis *Oratio sacra quarta.*

(2) Platonis, *Ion.*

(3) Pausanias (l. 1, c. 34) dit que ceux qui veulent consulter Amphiarus se couchent sur la peau du bélier qu'ils viennent d'immoler. Virgile (*Æneid.*, l. VIII, v. 81) représente le prêtre qui veut obtenir en songe une réponse

dans des espèces de lits qui étaient situés près de la statue de la divinité (1); dans d'autres cas, enfin, entre les portes et les balustrades du temple, ou même quelquefois dans d'autres lieux de l'édifice. Les prêtres ordonnaient de dormir et d'attendre l'arrivée d'Esculape et des songes prophétiques.

Les anciens distinguaient les songes qu'ils regardaient comme célestes ou envoyés par la divinité, des songes ordinaires. Ces derniers, dit Jamblique (2), arrivent quand nous sommes plongés dans un profond sommeil, tandis que les songes célestes surviennent quand nous sommes

du dieu Faune, couché sur la toison du bélier qu'il a sacrifié. Un peu plus loin, on voit le roi Latinus immoler cent brebis et se coucher sur leurs peaux pour obtenir un oracle.

(1) Dans le temple d'Esculape, à Tithorée, il y avait un lit à droite de la statue du dieu. (Pausanias, lib. X, c. 32.)

(2) *De Mysteriis Ægyptiorum.*

dans un état mitoyen entre la veille et le sommeil, ou entre le sommeil et la veille, ou même quand nous sommes tout-à-fait éveillés. On entend ordinairement une voix entrecoupée qui ordonne ce que l'on doit faire. Ce passage de Jamblique pourrait faire présumer que les songes arrivaient communément aux malades peu de temps après qu'ils étaient couchés. Cependant Tertullien (1) dit que l'on avait surtout foi aux songes qui survenaient le matin, parce qu'alors la vigueur de l'ame se dégage et que le sommeil se retire ; et Philostrate (2) rapporte que les interprètes des songes ne voulaient interpréter les visions que quand elles avaient lieu le matin, parce que l'esprit est alors délivré des vapeurs du vin et des mets (3).

(1) *De Animâ*, c. 48.
(2) *Vita Apollonii Thyanæi*, lib. 2, c. 35.
(3) Il nous semble que la raison que donne ici Philostrate n'est pas valable pour les songes qui avaient lieu dans les temples, à cause de

Il est probable que souvent les prêtres faisaient entendre dans le temple des paroles que des hommes crédules et à demi endormis, dont l'imagination était fortement préoccupée, prenaient pour des songes ou pour des oracles. Quant aux songes qui arrivaient quand on était éveillé, nous croyons que c'étaient des hallucinations.

On admettait plusieurs espèces de songes, et on leur donnait différents noms. Quelquefois le dieu apparaissait lui-même, seul, ou accompagné d'Hygie, de Panacée, de Télesphore (1), ou de quelque autre

la diète à laquelle les prêtres soumettaient leurs malades.

(1) Télesphore était un dieu enfant. On lui a aussi donné le nom d'Évémérion ou Acésius. On l'a regardé comme le dieu des convalescents; mais il règne beaucoup d'incertitude à son égard. Sur plusieurs monuments antiques les figures de Télesphore, d'Hygie et d'Esculape se trouvent souvent ensemble. Télesphore y est

divinité (1). D'autres fois, on voyait les médicaments eux-mêmes. Ainsi, suivant le rapport de Pline (2), un soldat mordu par un chien enragé , fut préservé de la rage, quoique commençant déjà à éprouver l'horreur des liquides, par la racine de rosier sauvage, qui avait paru en songe à sa mère ; et cet auteur ajoute avec bonne foi que ceux qui ont depuis employé ce remède, ont obtenu le même succès (3).

représenté comme un enfant , revêtu d'une sorte de manteau sans manches, qui lui descend jusqu'au dessous des genoux et auquel tient une espèce de capuchon qui lui couvre la tête.

(1) C'étaient des enfants ou des parents des prêtres qui les suivaient et qui feignaient d'être ces divinités.

(2) *Hist. natural.*, lib. 25, c. 2.

(3) Un écrivain qui a soutenu l'antiquité du magnétisme (*Annales du magnétisme animal,* mars 1819, p. 266) partage la crédulité de Pline ; il a grande confiance à la racine de cynorrhodon dans la rage, parce qu'elle a été prescrite en songe ; il demande que sa vertu

Dans d'autres cas, le médicament était indiqué d'une manière allégorique. Ainsi, selon Artémidore (1), une femme qui avait mal au sein, ayant rêvé qu'une brebis suçait le lait de ses mamelles, fut guérie par l'application de la plante appelée arnoglosse, qui signifie en grec langue d'agneau. Quand les songes étaient allégoriques, les prêtres les interprétaient. Dans quelques cas aussi, les prêtres ou les gardiens du temple se livraient aux songes en place des malades (2). Enfin, nous voyons par des passages de Strabon (3) et de Pausanias,

soit enfin vérifiée. Elle a été plusieurs fois employée, et les malades sont morts (Trolliet, *Traité de la rage*, p. 359). Elle entre d'ailleurs dans plusieurs préparations anti-hydrophobiques qui ont été reconnues sans action, telles que le remède du chevalier Digby, celui de Tullin, etc.

(1) *Oneirocritic.*, lib. IV, c. 24.

(2) Strabonis *Geographiæ*, lib. XIV.

(3) *Geograph.*, l. XVII, p. 1152.

que les parents ou les amis des malades allaient également recevoir des songes pour eux.

Ce n'était pas toujours dans les temples que l'on se livrait aux songes : on en recevait aussi quelquefois chez soi; on les croyait envoyés par les dieux, et l'on y ajoutait également foi. Ainsi, Elien (1) rapporte que Vénus apparut en songe, sous la forme d'une colombe , à Aspasie qui avait une tumeur au menton, et lui conseilla , pour se guérir, d'appliquer sur cette tumeur des roses sèches prises dans les couronnes qui lui étaient consacrées. Aspasie fut guérie par ce moyen (2). Plu-

(1) *Hist. variæ*, lib. XII, c. 1.

(2) Aspasie dont parle ici Elien n'est pas la célèbre courtisane de Milet, l'amante de Périclès; mais bien Aspasie de Phocée, appelée d'abord Melito, qui devint maîtresse de Cyrus le jeune et ensuite d'Artaxerce, roi de Perse. Fournier-Pescay, auteur de l'article *incubation,* du *Dictionnaire des sciences médicales*, ne s'est

sieurs auteurs anciens affirment aussi qu'Alexandre, étant au chevet de Ptolémée qui venait d'être blessé par une flèche empoisonnée, s'étant endormi, vit en songe un dragon qui tenait dans sa gueule la racine d'une herbe. On en fit usage, et Ptolémée obtint sa guérison. On trouve, dans les écrivains de l'antiquité, un grand

pas contenté de confondre ces deux personnages, il a encore supposé une lettre écrite par Aspasie de Milet à Périclès, dans laquelle elle lui rend compte longuement des cérémonies de l'incubation, à laquelle elle fut soumise dans le temple de Podalyre, par ordre de Vénus, pour y être guérie d'une difformité au visage, tandis que c'est Aspasie de Phocée qui fut atteinte de cette maladie. Fournier-Pescay dit que la traduction de cette lettre lui a été communiquée par Gustave Fournier, son fils, qui l'avait tirée d'un scholiaste d'Elien. Or, il n'existe pas même de scholies grecques sur Elien. Il est étonnant qu'on ait pu se permettre une semblable fiction dans un ouvrage scientifique.

nombre d'histoires de ce genre ; nous n'en citerons pas davantage ici.

Aristophane, dans sa comédie intitulée *Plutus*, raconte d'une manière burlesque comment le dieu des richesses fut guéri de sa cécité par Esculape. Les sacrifices préliminaires, le séjour dans le temple, les fourberies des prêtres, leur avidité, l'apparition du dieu, tout y est relaté, et l'on est surpris de la manière dont Aristophane se moque des croyances de son temps, au milieu d'un peuple aussi superstitieux que les Athéniens (1).

(1) Cette scène du *Plutus* d'Aristophane étant ce qui existe de plus complet sur le sujet qui nous occupe, je crois devoir la rapporter ici en entier, en supprimant toutefois quelques hors-d'œuvre et les paroles des interlocuteurs, pour ne pas interrompre le récit. Le poète suppose que Chrémyle, citoyen d'Athènes, qui a, par hasard, rencontré Plutus, dieu des richesses, lui persuade de se faire guérir de sa cécité par Esculape, afin que n'étant plus

Dans les temples d'Esculape, on élevait
constamment des serpents non venimeux
et apprivoisés, et on les dressait pour di-

aveugle, il puisse désormais distribuer la fortune
seulement à ceux qui le méritent. C'est Carion,
valet de Chrémyle, qui conduit Plutus au
temple. Voici comment il raconte sa guérison :
« Aussitôt que nous sommes arrivés près du
« temple d'Esculape avec Plutus, qui était alors
« le plus misérable des hommes, et qui est
« maintenant au comble du bonheur, nous
« l'avons mené à la mer et l'y avons baigné.
« Ensuite nous sommes revenus au temple
« du dieu, et après avoir mis sur la table des
« pains et tout ce qu'on a coutume d'y consa-
« crer avant le sacrifice, et avoir fait brûler sur
« l'autel un gâteau de fleur de farine, nous
« avons couché Plutus sur un lit, selon l'u-
« sage, et chacun de nous s'en est accommodé
« un pareil. Il y avait près de nous un certain
« Néoclidès qui, tout aveugle qu'il est, vole
« plus adroitement que ceux qui voient le
« mieux, ainsi que d'autres personnes at-
« teintes de diverses maladies. Le ministre du
« dieu, après avoir éteint les lampes, nous

verses supercheries à l'aide desquelles on surprenait les malades. On voit, par le *Plutus* d'Aristophane, qu'ils s'appro-

« a commandé de dormir, et de ne rien dire
« si l'on entendait du bruit. Pour moi, je ne
« pouvais dormir. Ayant tant soit peu levé
« la tête, j'aperçois le prêtre qui prenait sur la
« table les gâteaux et les figues sèches. Il a
« ensuite fait le tour des autels pour voir s'il
« n'y aurait point de gâteaux ; il a mis dans
« son sac tout ce qu'il a trouvé. Ensuite je me
« suis permis une farce bien risible : comme
« le dieu venait à nous, je lui ai fait une dé-
« charge des plus bruyantes, car j'avais le
« ventre très-gonflé. Le dieu n'a pas paru y
« faire attention, car il est scatophage (*qui*
« *mange de l'ordure*) ; mais Iaso, sa fille, qui
« le suivait, a rougi, et Panacée s'est détour-
« née en se bouchant le nez, car je n'exhale
« pas de l'encens. Après cela, Esculape a fait la
« ronde auprès de tous ses malades, examinant
« le mal de chacun. Un enfant lui a apporté
« un mortier de marbre, un pilon et une
« petite boîte. Il a commencé à broyer des
« drogues pour les yeux de Néoclidès, en lui

chaient d'eux, les léchaient ou leur pin-
çaient les oreilles. On sait d'ailleurs que
le serpent était un des principaux symbo-

« ouvrant les paupières, afin que la douleur
« fût plus cuisante. Néoclidès s'est mis à crier
« de toute sa force et voulait s'enfuir; mais
« Esculape lui a dit en riant : Demeure, je
« veux t'ôter, à l'aide de mes soins, l'envie
« d'aller aux assemblées du peuple et d'y faire
« de faux serments. Le dieu s'est ensuite assis
« auprès de Plutus, et d'abord lui a tâté la
« tête, puis lui a essuyé les yeux avec du
« linge bien fin. Panacée lui a couvert la tête
« et le visage avec un voile de pourpre. En
« même temps Esculape a sifflé. A ce signal
« deux serpents d'une grandeur extraordinaire
« se sont glissés tout doucement sous le voile
« de pourpre ; je crois qu'ils ont léché les
« yeux du malade. Il a recouvré la vue, et s'est
« levé de son lit en un instant. Moi, de la joie
« que j'ai eue de ce miracle, je me suis mis
« aussitôt à battre des mains et à réveiller
« mon maître. Esculape a disparu incontinent,
« et les serpents sont retournés dans leur re-
« traite. Mais avec quel empressement ceux

les d'Esculape; on croyait même qu'il apparaissait sous cette forme (1). On le représentait le plus souvent sous la figure d'un vieillard avec une longue barbe, tenant à la main un bâton noueux entouré d'un serpent. Dans plusieurs monuments.

« qui étaient à côté de Plutus se sont levés « pour l'embrasser ! ils ont veillé toute la nuit « près de lui, ont attendu le lever du soleil, « et, pendant tout ce temps-là, je n'ai fait que « louer le dieu Esculape de ce qu'en si peu « de temps il avait rendu la vue à Plutus et « augmenté la cécité de Néoclidès. »

On voit avec quel cynisme Aristophane se moquait des dieux qu'on adorait de son temps, et il osait le faire, dans des pièces jouées publiquement devant le peuple athénien, qui condamna Socrate à boire la ciguë, et qui rappela Alcibiade de Sicile, parce qu'on l'accusait d'avoir mutilé quelques statues de Mercure.

(1) Les serpents, dit Pausanias (lib. 2 c. 28), sont consacrés à Esculape; mais surtout ceux d'une certaine espèce qui sont d'une couleur brunâtre, et qui ne se trouvent que dans le territoire d'Épidaure.

antiques, on voit une femme qui donne dans une coupe à manger à un de ces animaux ; on a beaucoup discuté sur la signification de cet emblême. Bœttiger (1) pense que c'est la déesse de la Santé, ou même une simple prêtresse qui, par la manière dont le serpent reçoit les aliments qu'on lui présente, cherche à tirer un augure sur l'issue favorable ou funeste des maladies (2).

(1) *Das Æsculapiusdienst auf der Tiberinsel*, inséré dans Sprengel, *Beitræge zur Geschichte der Medicin.*, t. 2, p. 177.

(2) On sait que les anciens, dans les affaires les plus importantes, cherchaient à obtenir des augures sur la manière dont les animaux que l'on entretenait dans les temples, recevaient les aliments. Élien (*Histor. animalium*, l. XI, c. 2) rapporte que les Épirotes élevaient des serpents dans un bois sacré entouré d'un mur et consacré à Apollon. Tous les ans ils envoyaient une prêtresse pour leur porter à manger. S'ils la regardaient d'un œil favorable et saisissaient de suite les aliments qu'elle leur présentait, on

Les remèdes prescrits en songes étaient souvent obscurs ou absurdes. Artémidore quoique bien crédule, avoue qu'il ne peut croire que les dieux puissent conseiller de semblables moyens; il ajoute que ceux qui se livraient aux songes ordonnaient souvent, non ce qu'ils avaient vu réellement, mais ce qu'ils feignaient d'avoir vu (1). On voit par là quelle était la bonne foi des prêtres ou des gardiens des temples qui faisaient le métier de songeurs.

Les médicaments ordonnés par les prêtres eux-mêmes paraissent avoir été le plus souvent ou superstitieux ou insignifiants; aussi, c'est moins par les remèdes qu'ils employaient que l'on peut expliquer les guérisons qu'ils obtenaient, que par les moyens

en tirait l'augure que l'année serait fertile et exempte de maladies. D'après cela, il ne serait pas surprenant que les prêtres se soient servis des serpents comme moyen de pronostic.

(1) Artemidori *Oneirocritic.*, lib. IV, c. 24.

propres à agir sur l'imagination de ceux qui venaient les consulter. Après des jeûnes, des purifications, des bains, des frictions, des sacrifices, des prières, les malades étaient admis dans le temple, où ils passaient quelquefois plusieurs nuits. Il était difficile qu'ils n'y songeassent pas aux objets qui frappaient le plus leur imagination pendant le jour, et qui faisaient depuis longtemps l'objet de leur unique occupation. Hé bien! quand ces songes survenaient, ils les croyaient envoyés par un dieu. Cette confiance aveugle ne suffit-elle pas pour expliquer bien des guérisons, même sans le secours des moyens employés? Les anciens, qui avaient recours avec tant de confiance aux pratiques superstitieuses, connaissaient cependant très-bien l'influence que peut avoir l'imagination pour la guérison des maladies. Quand notre esprit, dit Platon, désire vivement une chose, dans la persuasion qu'elle sera utile, elle produit des effets.

très-salutaires, quoique n'en étant pas capable par sa nature. L'auteur d'un ouvrage faussement attribué à Galien (1), en citant ce passage de Platon, ajoute que c'est ainsi qu'un malade peut être guéri par des cérémonies magiques (*incantationibus*), s'il est bien persuadé qu'elles lui rendront la santé.

Cependant les moyens de traitement conseillés dans les temples n'étaient pas toujours insignifiants ; ils étaient même quelquefois d'une efficacité effrayante. Ainsi, il fut ordonné en songe à l'orateur grec Aristide de se faire tirer cent vingt livres de sang (2). Le crédule malade interpréta l'oracle, et crut qu'il fallait pratiquer de fortes saignées. Une autre fois, une prescription bien aussi étonnante lui fut faite : un gardien du temple songea pour lui qu'il fallait qu'il fît enle-

(1) *De incantatione libellus.*
(2) Aristidis *Oratio sacra secunda*, p. 301.

ver ses os et ses nerfs, parce qu'ils étaient corrompus. La perplexité du songeur fut grande : il crut qu'il s'agissait de la plus terrible opération qui eût jamais été conçue. Heureusement, le dieu lui-même vint le rassurer, et lui dit que cela signifiait seulement qu'il fallait employer un remède assez énergique pour opérer un changement dans les nerfs et dans les os du malade. Le médicament qui fut ordonné n'était guère capable de produire un résultat aussi merveilleux : c'était tout simplement de boire de l'huile dans laquelle on n'aurait pas mêlé de sel (1). Aristide nous apprend encore que souvent Esculape ordonnait en songe de prendre de la ciguë, du gypse, des vomitifs, des purgatifs, des bains froids et autres moyens actifs (2).

Voici quelques exemples des moyens de traitement prescrits en songe : pour

(1) Aristidis *Oratio sacra tertia*, p. 312, 313.
(2) Aristidis *in Æsculapium oratio*.

un homme qui avait des maux d'estomac,
il fut ordonné de manger des dattes (1) ;
pour un autre qui avait une hémoptysie,
de boire du sang de taureau ; l'usage de
la chair d'âne fut prescrit à un phthisi-
que (2) ; un remède où entraient des vi-
pères à un homme atteint d'éléphantiasis (3). Je n'ai pas besoin d'ajouter que
tous ces malades guérirent. Un prêtre du
temple de Pergame, qui éprouvait une
douleur de côté qui durait depuis longtemps, obtint un heureux effet d'un moyen
plus adapté à son mal, qui lui fut prescrit en songe : c'était de se faire saigner
à l'artère qui est en haut de la main (4).
Varron (5) fait mention d'une ordon-
nance dans laquelle il était prescrit de
manger de l'ognon et du cumin, mais

(1) Artemidori *Oneirocritic.*, l. V, c. 89.
(2) Æliani *Historia animalium*, lib. XI, c. 35.
(3) Galeni *de Subfiguratione empiricâ*.
(4) Galeni *Methodus medendi*, lib. XIV, c. 8.
(5) Apud Nonium Marcellum, voce *cepe*.

on ne sait pas pour quelle maladie. L'empereur Marc-Aurèle remercie les dieux de lui avoir indiqué en songe différents remèdes pour des crachements de sang et des étourdissements (1); il dit aussi qu'Esculape ordonne aux malades d'aller à cheval, ou de se baigner dans l'eau froide, ou de marcher nu-pieds (2).

On avait construit dans l'enceinte du temple d'Esculape à Epidaure un très-beau théâtre qui pouvait contenir de nombreux spectateurs. C'était l'ouvrage du célèbre architecte et statuaire Polyclète (3). Partout aux environs on pouvait admirer des chefs-d'œuvre de l'art : ainsi rien n'y manquait pour la distraction des malades. Il y avait près de plusieurs autres temples des gymnases dans lesquels on pouvait recouvrer la santé dans les affections chroni-

(1) *De rebus suis*, lib. I, c. 18,
(2) *De rebus suis*, lib. V, c. 9.
(3) Pausanias, lib. 2, c. 27.

ques, à l'aide de l'exercice, des bains, des frictions (1). Galien fait mention d'un habitant de Smyrne appelé Nicomaque, qui avait contracté une telle obésité qu'il ne pouvait plus faire aucun mouvement, et qu'Esculape parvint à guérir à l'aide de violents exercices de corps qu'il lui faisait faire à jeun (2). Le même auteur (3) dit encore qu'Esculape recommande souvent aux malades la chasse, l'équitation, la gymnastique, l'exercice des armes et autres mouvements du corps. Il nous apprend aussi qu'à ceux qui étaient excités par des passions vives, il conseillait d'assister à des représentations bouffonnes, d'écouter la musique ou des chants mélodieux (4). L'orateur Aristide recevait des

(1) Sprengel, *Histoire de la médecine*, tom. I, p. 162.

(2) *De differentiis morborum*, c. 9. Mercurialis, *de Arte gymnasticâ*, lib. IV, c. 7.

(3) Galeni *de Sanitate tuendâ*, lib. I, c. 8.

(4) Galien attribue ces prescriptions à Escu-

prescriptions à peu près semblables : Esculape lui ordonnait de composer des vers ainsi que des discours, et dix chœurs formés d'hommes faits et d'enfants lui chantaient des hymnes dont il était l'auteur, en l'honneur du dieu de la médecine. Ces détails, qui sont à peu près les seuls que nous possédions, peuvent donner une idée des moyens hygiéniques et thérapeutiques prescrits par les prêtres des temples.

Enfin, les prêtres connaissaient aussi l'influence des voyages et d'un changement de climat sur certaines affections morbides et ils ne négligeaient pas d'y recourir; quand ils voyaient qu'ils ne pouvaient guérir les malades, ils les envoyaient dans d'autres temples. C'est ainsi qu'ils firent visiter à l'orateur Aristide les tem-

lape de Pergame; mais il est évident qu'elles ne peuvent appartenir qu'aux prêtres du temple.

ples de plusieurs villes. Galien (1) nous apprend qu'Esculape envoya à Pergame un habitant de la Thrace qui était atteint d'éléphantiasis. Le faux prophète Alexandre dont Lucien nous a transmis l'histoire, qui exerçait la médecine à peu près comme les prêtres d'Esculape, envoyait de même quelquefois les malades dans les temples d'Apollon ou de quelqu'autre divinité(2).

On voit aussi par des passages d'Aristophane (3), d'Artémidore (4) et d'Hipys de Reggio (5), que quelquefois pendant que les malades dormaient ou feignaient de dormir, les prêtres leur faisaient des applications sur diverses parties du corps

(1) *De subfiguratione empiricâ.*

(2) Luciani *Alexander sive pseudopropheta,* § 29.

(3) *In Pluto.*

(4) *Oneirocritic.*, lib. V, c. 61. Artémidore parle ici d'une incision au ventre faite par Esculape à un malade.

(5) Voyez plus haut, p. 16.

et même des opérations chirurgicales.

Pour donner plus de confiance à ceux qui venaient dans les temples, les prêtres d'Esculape avaient établi en son honneur des fêtes solennelles dont les pompes inspiraient le respect et exaltaient l'imagination. Les plus célèbres avaient lieu tous les cinq ans à Epidaure après les jeux isthmiques qui duraient trois jours. Elles étaient accompagnées de processions au flambeau, dans lesquelles on promenait solennellement la statue du dieu, en chantant des hymnes avec accompagnement de musique (1). On avait aussi fait tracer à l'entrée du temple d'Epidaure une inscription qui était bien propre à impressionner le moral des malades et à leur inspirer le respect pour le dieu auquel ils

______

(1) Le docteur J. G. Günz a publié une savante dissertation latine sur les fêtes d'Esculape. On la trouve dans les *Opuscula ad medicinæ historiam pertinentia*, de Ackermann.

venaient demander la santé ; elle était conçue en ces mots : *Celui qui veut pénétrer dans ces lieux doit avoir une ame pure* (1). Enfin on voit par quelques inscriptions votives qui nous sont parvenues et que nous citerons plus loin , qu'après de belles cures obtenues , les prêtres avaient soin d'assembler le peuple afin d'avoir de nombreux témoins du miracle que venait d'opérer la toute-puissance d'Esculape.

Lorsque les malades obtenaient leur guérison , ils faisaient au dieu des offrandes qui consistaient en des vases précieux , des couronnes d'or ou divers autres objets de grand prix : on offrait aussi quelquefois des pièces d'or ou d'argent qu'on avait coutume de jeter dans la source sacrée qui coulait près du temple (2).

(1) Porphyr., *de Abstinentiâ animalium*, l. 2, c. 17. Clementis Alexandrini *Stromat* lib. V, p. 551.

(2) Pausanias, l. I, c. 14.

Philostrate , dans la vie d'Apollonius de Thyane (1), parle d'un riche Cilicien qui venait prier Esculape de lui rendre un œil qui avait été crevé ; il amenait avec lui une multitude d'animaux pour servir de victimes, plus deux vases d'or ornés de pierres des Indes très-précieuses et il promettait de redoubler encore ses dons et ses sacrifices si le dieu lui rendait la vue. On voit encore par plusieurs inscriptions et par quelques passages de divers auteurs que les amis ou les parents des personnes guéries faisaient aussi pour elles ces offrandes.

Enfin, dans certains cas on déposait dans le temple un bras, une main d'or ou d'argent ou quelque autre partie du corps qui avait souffert, ou bien on faisait peindre cette partie (2). Sur ces offrandes qui

(1) Lib. I, c. 10.

(2) On voit dans l'*Antiquité expliquée*, de Montfaucon (tom. III, p. 250), une figure dans laquelle sont gravés des doigts, des pieds ou des

étaient conservées, on mettait ordinairement une inscription qui était le plus souvent courte et très-simple, et qui contenait seulement, dans plusieurs cas, le nom de la divinité, celui de la personne guérie ou de celle qui faisait l'*ex-voto* pour le malade et rarement le nom de la maladie. Des inscriptions de ce genre existent encore en assez grand nombre (1), mais

yeux, qui paraissent être des *ex-voto* faits à Esculape ou à quelque autre dieu.

(1) Voici quelques-unes de ces inscriptions :

ASCLEPIO
ET HYGIÆ
MARCUS
EX VOTO.

—

ASCLEPIO P. XELIUS POLIO
VISU MONITUS POSUIT.

—

ASCLEPIO ET HYGIÆ
COETERISQUE DIIS DEABUSQUE
HUJUSQUE LOCI SALUTARIB.
C. JUL. FRONTONIANUS
REDDITIS SIBI LUMINIBUS GRAT.
AGIT EX VISO PRO SE ET CAPSIA
MAXIMA CONJUGE ET JULIA
FRONTINA FILIA.

elles ne nous apprennent rien sur les moyens auxquels on attribuait la guérison (1).

C'était seulement, à ce qu'il paraît, dans les cures les plus célèbres que l'on faisait graver sur des tablettes de métal, ou inscrire sur les colonnes du temple le nom du malade, le genre de la maladie et les remèdes qui avaient réussi. Pausanias (2) rapporte que de son temps six de ces colonnes existaient encore dans le temple d'Epidaure. Il nous reste quatre de ces inscriptions qui ont été publiées par Mercurialis (3) et qu'on trouve aussi dans le Recueil de Gruter. Nous allons les rapporter ici traduites en français :

« Dans ces jours, un certain Gaius,

(1) Quelquefois ces inscriptions étaient en vers. On en trouve encore une dans les *Analecta veterum poetarum græcorum* de Brunck, tom. I, p. 76.

(2) Lib. II, c. 27.

(3) *De arte gymnasticâ*, lib. I, c. 1.

« qui était aveugle, apprit de l'oracle
« qu'il devait se rendre à l'autel, y adres-
« ser ses prières, puis traverser le temple
« de droite à gauche, mettre ses cinq
« doigts sur l'autel, lever la main et la
« placer sur ses yeux. Il recouvra aussitôt
« la vue en présence et aux acclamations
« du peuple. Ces signes de la toute-puis-
« sance du dieu se manifestèrent sous
« le règne de l'empereur Antonin. »

« Lucius avait une douleur de côté très-
« vive, tout le monde désespérait de son
« salut ; le dieu de la santé lui ordonna
« par un oracle, de prendre sur l'autel
« de la cendre avec du vin et d'appliquer
« ce mélange sur le côté douloureux. Il
« fut guéri et rendit publiquement grâces
« au dieu, et le peuple s'en réjouit. »

« Julien avait un crachement de sang ;
« on désespérait de ses jours. Esculape
« lui ordonna de prendre sur l'autel des
« graines de pomme de pin, de les mêler
« avec du miel et de manger pendant

« trois jours cette préparation ; il fut
« sauvé et vint remercier le dieu en pré-
« sence du peuple. »

« Le dieu de la santé ordonna à un sol-
« dat aveugle nommé Valerius Aper, de
« mêler le sang d'un coq blanc avec du
« miel , de s'en faire un collyre et de
« s'en frotter l'œil pendant trois jours ; il
« recouvra la vue et rendit publiquement
« grâces au dieu (1). »

Ces quatre inscriptions qui ont été trou-
vées dans l'île du Tibre , appartenaient
très-probablement au temple qui y était
situé. Elle paraissent toutes avoir été faites
sous l'empire Romain , époque à laquelle

____

(1) Ces inscriptions sont en grec. Hundertmark a publié sur elles un savant commentaire, dans sa dissertation intitulée : *De artis
medicæ incrementis per ægrotorum apud veteres
in vias publicas et templa expositionem.* Leipzig,
1739. Réimprimée dans Ackermann, *Opuscula
ad medicinæ historiam pertinentia.* Nuremberg,
1797, in-8.

la médecine sacerdotale avait beaucoup dégénéré. Elles ne peuvent donc pas nous donner une idée de ce qu'étaient les tables votives au temps où les anciens Asclépiades florissaient ; il est probable qu'elles contenaient en outre les symptômes des maladies , puisque ces prêtres s'étaient occupés spécialement de la séméiotique : il est probable également qu'elles étaient plus étendues , mais nous ne possédons aucun détail à ce sujet.

On inscrivait aussi quelquefois sur les colonnes des temples la composition des nouveaux remèdes que l'on découvrait (1). Sprengel pense que cet usage a beaucoup contribué à assurer aux prêtres l'exercice exclusif de la médecine. Il paraît qu'on y déposait pareillement des instruments de chirurgie. Cœlius Aurelianus (2) dit que Erasistrate donna au temple de Delphes

(1) Galeni *de Antidotis*, lib. 2. Plinii *Hist. natur.*, l. 20, c. 24.

(2) *Chronicor. morbor.*, lib. 2, c. 4.

un instrument pour arracher les dents. Enfin, dans quelques cas aussi, des individus faisaient don à des temples de remèdes que l'on croyait efficaces dans diverses maladies. Ainsi Aétius (1) donne la formule d'un collyre qu'un orfèvre avait légué en mourant au temple de Diane à Éphèse. Ce collyre, dans lequel entrent plus de vingt substances, était regardé comme très-utile dans le relâchement des paupières et autres affections des yeux. Heras de Cappadoce, qui avait écrit un traité sur la composition des médicaments, souvent cité par Galien, paraît avoir tiré plusieurs recettes des archives des temples. Enfin nous lisons encore dans Galien, Aétius, Paul d'Egine, diverses formules attribuées à Isis et qui viennent aussi probablement de la même source.

Quand les prêtres prescrivaient des

(1) *Contractæ ex veteribus medicinæ* lib. VII, c. 113.

moyens naturels , ils avaient toujours
soin d'y ajouter quelque chose qui fût
mystérieux ou qui rappelât l'influence du
pouvoir divin ; ainsi, dans deux des inscriptions que nous venons de rapporter,
on devait prendre sur l'autel les médicaments prescrits ; dans une autre, il fallait
traverser le temple de droite à gauche, et
mettre ses cinq doigts sur l'autel. Lorsque
les malades ne guérissaient pas, les prêtres
ne manquaient pas de prétextes, et l'attribuaient au défaut de confiance ou d'o-
béissance, ou à l'inexécution des pratiques accessoires. Enfin, quand ils pré-
disaient un événement et que le contraire de ce qu'ils avaient prédit arrivait ,
ils savaient bien encore se tirer d'affaire ;
l'exemple suivant tiré d'Artémidore (1)
nous en offre un exemple. Un individu
qui devait subir une incision au scrotum,
pria Sérapis de lui envoyer un songe qui

(1) *Oneirocritic* , lib. V, c. 94.

luí indiquerait s'il fallait se faire opérer. Le dieu lui apparut et lui dit que s'il se faisait opérer il guérirait ; il mourut cependant. On interpréta le songe et l'on dit que comme le malade ne souffrait plus , c'était comme s'il eût été guéri. Avec de semblables raisons un oracle ne pouvait jamais avoir tort.

On voit que nous possédons bien peu de détails sur la manière dont la médecine était exercée dans les temples d'Esculape. Il est probable aussi que chaque temple devait avoir ses usages particuliers, et que ces usages ont pu présenter des différences à diverses époques. Mais sur tout cela nous sommes réduits à des conjectures. Voyons maintenant, en peu de mots , ce que nous savons de plus certain sur les prêtres médecins, sur la manière dont ils se recrutaient entre eux , sur l'instruction qu'ils donnaient à leurs élèves , sur les écoles qu'ils formèrent, et sur les progrès dont l'art de guérir peut leur être redevable.

CHAPITRE IV.

Les prêtres d'Ésculape forment des corporations dans lesquelles il fallait se faire initier; ils fondent aussi des écoles. Détails sur celles de Cnide et de Cos. Degré d'instruction que possédèrent les prêtres d'Esculape. Hippocrate issu des Asclépiades de Cos. Les philosophes commencent à enlever aux prêtres l'exercice de la médecine. Pythagore et ses disciples.

Les Asclépiades des divers temples formèrent des colléges ou corporations. Nous ignorons quels en étaient les règlements ; nous savons seulement que dans l'origine la médecine était héréditaire dans les familles sacerdotales (1). Platon dit même qu'Esculape avait déjà choisi ses disciples parmi ses parents. L'instruction se transmettait des pères aux enfants dès

(1) *De Republicâ*, lib. 10.

l'âge le plus tendre. Galien (1) dit que dans ces temps reculés elle était toute orale et non écrite (2).

Peu à peu les Asclépiades se relâchèrent de la sévérité de leurs règlements et apprirent aussi les principes de leur art à des étrangers. Il est difficile de savoir à quelle époque ce changement a eu lieu ; mais dès lors, suivant Galien, l'instruction orale ne fut plus suffisante, puisque on ne la transmettait plus à des enfants, mais à des adultes : elle dut être écrite.

Le savant docteur Choulant, professeur à l'Académie médico-chirurgicale de Dres-

(1) *De Administrat. anatomicis* l. I, c. 1.
(2) Galien parle ici principalement de l'instruction anatomique. Il dit que les enfants apprenaient de leurs pères l'anatomie en même temps qu'on leur apprenait à lire et à écrire. Quoi qu'en dise Galien, il ne paraît cependant pas que les Asclépiades aient cultivé l'anatomie.

de (1), pense que pendant longtemps les Asclépiades ne transmirent tout ce qu'ils savaient qu'à leurs enfants, et qu'ils conservaient des secrets pour ceux qui entraient dans leurs colléges. Il y eut par là des Asclépiades d'origine et des étrangers. Quelques-uns de ces derniers exerçaient la médecine hors des temples, dans les villes ou à la cour des souverains (2), on les appelait *periodeutes* ou ambulants. Ainsi nous voyons Ctésias de Cnide pratiquer l'art de guérir à la cour d'Artaxerce, roi de Perse.

Les étrangers qui entraient dans l'ordre des Asclépiades devaient se faire initier. Ils

(1) Le professeur Choulant a émis ses opinions à ce sujet dans un *Mémoire sur l'histoire des Asclépiades*, qu'on trouve dans son *Almanach médical* pour l'année 1839.

(2) Il est fait mention de ces médecins qui parcouraient les villes dans *la loi* que l'on trouve parmi les œuvres attribuées à Hippocrate.

prêtaient alors un serment , et comme ils allaient souvent pratiquer au dehors , pour que la science ne sortît pas de l'enceinte des temples , ils juraient de ne l'enseigner qu'aux enfants de ceux qui les avaient instruits eux-mêmes ou qu'à ceux qui se feraient inscrire et qui prêteraient le serment d'usage , et à personne autre. C'est ce qu'on voit par le serment qui nous a été conservé parmi les œuvres attribuées à Hippocrate. Le professeur Choulant pense que cette pièce est antérieure au père de la médecine , et qu'elle remonte à l'époque où les Asclépiades commencèrent à admettre dans leur ordre des étrangers. Cette opinion nous paraît très vraisemblable : en effet , comment concevoir qu'Hippocrate ait pu prescrire de garder des doctrines secrètes , tandis qu'il communiquait sa science au public dans ses immortels ouvrages ? Il paraît , d'après un passage de Platon , que quand les Asclépiades donnaient leur instruction

à des étrangers , ce n'était point gratuitement , mais à prix d'argent (1).

Les Asclépiades qui formèrent des colléges ou corporations dans lesquels on ne
parvenait que par la naissance ou par
l'initiation , fondèrent aussi dans leurs
temples des écoles , et y enseignèrent la
médecine. Galien (2) en nomme quatre
principales : celles de Cos, de Cnide , de
Rhodes , et l'école italique. Il dit que
celle de Rhodes dura peu. Hérodote (3)
en mentionne encore une à Cyrène.

(1) Platon (*in Protagorâ*) suppose qu'un
jeune homme, nommé Hippocrate, porte une
somme d'argent à son homonyme Hippocrate
de Cos, de la famille des Asclépiades. On lui
demande dans quel but il lui porte cet argent ;
il répond : Pour devenir médecin moi-même.
Il paraît, par ce passage, qu'Hippocrate n'enseignait pas toujours la médecine gratuitement.

(2) *Method. medendi*, 1 I, c. 1.

(3) *Histor.*, l. 3, c. 131.

M. Littré (1) prétend que l'école italique, qui siégea surtout à Crotone et à Agrigente, ne fut nullement sacerdotale, et qu'elle se rattache à l'école philosophique des Pythagoriciens; il ajoute qu'elle s'occupa surtout de travaux anatomiques. Les écoles de Cnide et de Cos acquirent beaucoup de célébrité. Ce fut dans celle de Cos que naquit le grand Hippocrate; les Asclépiades, ses ancêtres, y avaient exercé la médecine de père en fils pendant plusieurs siècles. L'école de Cnide eut moins de célébrité que celle de Cos; elle produisit cependant des ouvrages au nombre desquels on peut compter les *Sentences cnidiennes* dont parle Hippocrate (2). Les principaux médecins sortis de cette école sacerdotale sont : Euriphon, que l'on croit l'auteur des *Sentences cnidiennes*, et

(1) *Traduction des œuvres d'Hippocrate*, t. I, p. 15 et 16.

(2) *De victu auctorum.*

Ctésias qui exerça l'art de guérir à la cour d'Artaxerce, roi de Perse, et qui s'est surtout distingué par des ouvrages historiques. Ackermann pense que l'école de Cnide enseignait et exerçait surtout la médecine empirique, et que plus tard elle a donné naissance à l'école empirique (1).

Il est difficile d'apprécier aujourd'hui quel degré d'instruction possédèrent les prêtres des temples, et quels progrès la médecine a pu faire entre leurs mains. Comme il y a toujours eu des hommes qui ont montré de la tendance à admirer tout ce qui est ancien, on ne doit pas être surpris de trouver dans l'antiquité et chez les modernes, des écrivains qui ont vanté outre mesure la médecine des Asclépiades. (2). D'un autre côté, il est des mé-

(1) Ackermann, *Institutiones historiæ medicinæ*. Nuremberg, 1792, in-8, p. 68.

(2) C'est ainsi que l'auteur de l'*Introduction* qu'on trouve dans les œuvres de Galien, regarde

decins qui leur ont refusé toute instruction. Ainsi, M. Malgaigne (1) veut qu'on fasse rentrer les Asclépiades dans l'oubli dont ils n'auraient jamais dû sortir. Il blâme même M. Littré de s'en être occupé, et il propose de les rayer de l'histoire de la médecine et de la chirurgie (2). Nous pensons qu'on doit être éloigné de tous ces excès. Il est probable que la lecture des inscriptions des temples et l'habitude de voir un grand nombre de malades du-

la médecine d'Esculape et de ses successeurs comme parfaite et divine.

(1) *Lettres sur l'histoire de la chirurgie*, insérées dans la *Gazette des hôpitaux*.

(2) M. Malgaigne fonde principalement son opinion sur les quatre inscriptions votives que nous avons rapportées; mais ces inscriptions sont de l'époque des Antonins, et, comme nous l'avons fait remarquer, elles ne peuvent pas nous donner un modèle de ce qu'étaient celles qu'on voyait dans les temples aux temps des anciens Asclépiades.

rent à la fin donner une certaine instruction médicale aux prêtres. Lorsqu'ils n'ordonnaient que peu de remèdes ou des moyens superstitieux, ils pouvaient acquérir des connaissances sur la marche des maladies quand elles sont abandonnées aux efforts de la nature. La médecine put faire ainsi quelques progrès qui furent puissamment secondés par le goût tout particulier que les Grecs montrèrent pour cette science d'observation : car chez les autres peuples, la médecine sacerdotale a été bien loin de parvenir au même degré de perfectionnement.

Les *Sentences cnidiennes* ont certainement eu pour auteurs les prêtres du temple de Cnide. C'est le premier écrit qui ait été composé par les Asclépiades. Si nous les possédions encore, nous pourrions avoir une idée exacte de l'instruction médicale de ces prêtres ; mais comme cet ouvrage est perdu, nous sommes obligés de nous en tenir au jugement qu'en portent

Hippocrate et Galien qui l'avaient sous les yeux. D'après ce que nous apprennent ces deux auteurs (1), on voit que les médecins de Cnide avaient bien décrit les symptômes des diverses maladies, ainsi que les terminaisons de quelques-unes d'entre elles ; mais qu'ils en admettaient un beaucoup trop grand nombre d'espèces. Ainsi, ils décrivaient sept maladies de la bile, douze de la vessie, quatre des reins, trois tétanos, quatre ictères, trois phthisies (2) ; ils avaient aussi négligé le pronostic. Quant à leur thérapeutique, Hippocrate et Galien disent qu'ils n'ont connu qu'un petit nombre de moyens de traitement ; que dans les maladies chroniques ils ne

(1) Hippocrate parle des médecins de Cnide, dans le commencement de son *Traité du régime dans les maladies aiguës*. Ce que Galien nous apprend à leur sujet est tiré de son Commentaire sur ce Traité d'Hippocrate.

(2) Galeni *Commentar. in Hippocrat. de victu auctorum.*

donnaient que des purgatifs, du petit-lait et du lait; mais que dans les affections aiguës ils employaient davantage de remèdes. Les *Sentences cnidiennes* avaient eu deux éditions, dans lesquelles il y avait des changements. La seconde, au rapport de Galien, était plus médicale que la première. On voit par là que les médecins de Cnide savaient perfectionner leurs connaissances, et qu'ils ne laissaient pas la science dans l'immobilité comme les prêtres d'Egypte. Il paraît qu'avant Hippocrate l'école de Cos n'était point supérieure à celle de Cnide.

La plupart des médecins ont prétendu, d'après le témoignage de Strabon (1) et de Pline (2), qu'Hippocrate avait beaucoup profité des inscriptions votives du temple de Cos. MM. Rosenbaum (3) et Chou-

(1) *Geograph.*, lib. XIV.
(2) *Histor. natur.*, l. 29, c. 1.
(3) *Gazette médico-chirurgicale de Salzbourg*, t. 1, 1841, p. 156.

lant (1) soutiennent cependant une opinion contraire. Plusieurs savants croient aujourd'hui que les sentences coaques (*coacæ prænotiones*) que nous possédons encore dans la collection des œuvres d'Hippocrate, ont été extraites des tables votives. On voit par elles que l'école de Cos s'occupait beaucoup de pronostic ; mais des passages d'Hippocrate (2), de Platon (3) et de Galien (4) nous démontrent que les anciens Aclépiades avaient beaucoup négligé la diététique.

M. Rosembaum (5) prétend que pour apprécier le degré de perfectionnement

(1) *Historisch-litterarisches Iahrbuch für die deutsche Medicin*, 1839, p. 112.

(2) *De diætâ auctorum.*

(3) *Politicor.* lib. III.

(4) *De tuendâ sanitate ad Trasybulum*, c. 33.

(5) Voyez l'article qu'a fait M. Rosenbaum, sur la traduction des œuvres d'Hippocrate, par M. Littré, dans les *Archives de médecine* de M. Hœser, t. I, p. 100, ainsi que l'analyse don-

auquel est parvenue la médecine sacerdotale, il est nécessaire de ne pas confondre, comme on l'a fait jusqu'ici, les Asclépiades réunis en collége et qui formèrent des écoles, avec les simples prêtres des temples d'Esculape. Selon lui, les premiers possédaient seuls de l'instruction, et les autres ne connaissaient guère que les rites des sacrifices; mais nous manquons de documents suffisants pour éclaircir un sujet aussi obscur. La critique qu'Hippocrate fait des médecins de Cnide dans le commencement de son traité *du régime dans les maladies aiguës*, nous démontre que les diverses écoles d'Asclépiades ne professaient point les mêmes doctrines, et qu'elles étaient rivales. Cette rivalité devait exciter l'émulation et contribuer aux progrès de la médecine. On a publié ré-

née par le même auteur, de l'*Histoire de la médecine* du docteur Isensée, dans la *Gazette médico-chirurgicale de Salzbourg*.

cemment une petite pièce composée de vingt-un vers grecs iambiques contenant des préceptes d'hygiène très-simples , et on les a attribués aux anciens Asclépiades (1) ; mais nous pensons qu'ils sont d'une époque plus moderne.

Quelques savants ont agité la question de savoir si les Asclépiades allaient voir quelquefois les malades hors des temples.

(1) Ces vingt-un vers grecs ont été publiés par le baron d'Arétin , dans ses *Beitræge zur Geschichte der Litteratur*, t. 9, p. 1001. On les trouve aussi dans l'*Histoire de la littérature grecque profane*, par M. Schœll (t. 3, p. 11). Les principaux préceptes hygiéniques contenus dans ces vers sont : d'être sobre dans les repas, de se livrer convenablement aux exercices corporels, de se tenir couché la nuit sur le côté droit, de ne pas user de boissons froides en hiver, de se faire saigner les veines de la tête au printemps, d'entretenir la liberté du ventre, de porter des habillements chauds en hiver, d'éviter les maisons qui ont une mauvaise odeur, surtout en été, etc.

Schulz se prononce pour la négative, et M. Littré pour l'affirmative. Selon lui, l'exemple d'Hippocrate qui parcourut la Grèce comme médecin périodeute ou ambulant, est décisif dans cette question. M. Rosembaum émet cependant un avis contraire. Il prétend que les prêtres conçurent de la haine contre Hippocrate, parce qu'il avait exercé et enseigné son art hors de l'enceinte du temple, et que, pour se venger, ils répandirent par la suite le bruit qu'il avait incendié le temple de Cos et les archives de celui de Cnide. Nous pensons que, pour décider cette question, il faut distinguer les époques. Il est probable que, dans les temps les plus anciens, les prêtres n'exerçaient la médecine que dans les temples, parce que, comme le fait observer M. Rosembaum, on ne les croyait animés de l'esprit d'Esculape que quand ils étaient en présence de ce dieu. Mais, plus tard, quand ils envoyaient plusieurs d'entre eux parcourir la Grèce, ils traitaient les malades partout où ils se trou-vaient ; et dans le serment qu'on trouve dans la collection des œuvres d'Hippo-crate, il est fait mention de la conduite que doit tenir le médecin quand il va dans les maisons des particuliers.

Les Grecs avaient un penchant trop dé-cidé pour l'esprit d'indépendance, pour que la médecine pût rester toujours l'apa-nage exclusif des prêtres dans leur beau pays. Si l'on veut savoir pendant combien de temps l'art de guérir a été enseveli dans les temples, un passage de Pline, et un autre d'Isidore de Séville peuvent servir à éclaircir cette question, sur laquelle nous possédons si peu de documents. Pline (1) rapporte qu'après Esculape la médecine resta plongée dans une nuit obscure jus-qu'à Hippocrate qui la remit en lumière. Selon Isidore de Séville (2), après qu'Es-

(1) *Histor. natural.*, l. XXIX, c. 1.
(2) *Origin*, l. IV, c. 3.

culape fut mort frappé de la foudre, la médecine fut interdite ; cet art disparut avec celui qui l'avait inventé, et demeura caché jusqu'à Hippocrate qui le montra de nouveau au jour. Plusieurs savants, entre autres le professeur Choulant, pensent que cet espace de 750 ans, pendant lesquels la médecine parut plongée dans une nuit obscure, ou même fut interdite, est précisément le temps pendant lequel elle fut gardée comme un secret de famille, et devint l'apanage exclusif des prêtres des temples d'Esculape.

Quel que soit le jugement que l'on puisse porter sur les deux passages de Pline et d'Isidore de Séville que nous venons de citer, on peut affirmer qu'à l'époque où vivait Hippocrate, la médecine n'était déjà plus, en Grèce (3), exercée uniquement par

(1) Thucydide, qui était contemporain d'Hippocrate, dit (liv. I, c. 47) que les médecins auxquels on eut recours en premier lieu dans

les prêtres. D'autres hommes avaient alors commencé à leur enlever ce moyen puissant d'influence sur les peuples. C'étaient les philosophes, et, parmi eux, nous devons placer au premier rang Pythagore. Il est certain, d'après le témoignage d'un grand nombre d'auteurs anciens, qu'il s'etait adonné d'une manière spéciale à l'exercice de la médecine. Il avait appris des prêtres d'Egypte combien on peut par elle acquérir d'ascendant sur les populations. Selon Jamblique (1), les branches de la médecine dont il s'occupa avec le plus de zèle, furent la diététique et le traitement des

la peste d'Athènes ne purent la guérir, parce qu'ils ne la connaissaient pas, et moururent plus que tous les autres, à cause de leurs rapports avec les malades. Il distingue les traitements faits par les médecins, des prières dans les temples, des consultations d'oracles, et autres pratiques semblables auxquelles on eut recours sans succès.

(1) *De vitâ Pythagoræ*, c. 29, p. 147.

plaies ; il s'occupa moins de l'administra-
tion des remèdes, et ne s'adonna point aux
opérations chirurgicales. Comme tout le
monde croyait alors à la vertu des chants
magiques, des expiations, des lustrations,
des sacrifices, il commença , ainsi que les
prêtres, à y avoir recours. Sans cela, comme
le fait observer judicieusement Meiners(1),
personne n'aurait eu confiance en lui. Il en
usait surtout dans les affections de l'ame,
dans lesquelles il savait faire un sage emploi des moyens qui agissent sur le moral
de l'homme, tels que les consolations, la
musique, les distractions (2). Comme les
prêtres, Pythagore cacha ses moyens de
guérison sous le voile du mystère. C'est
dans la Grande Grèce, et principalement à
Crotone, qu'il établit son école. Ses disci-

(1) *Histoire de l'origine, des progrès et de la
décadence des sciences dans la Grèce,* trad. par
Lavaux, t. 2, p. 204.

(2) Porphyr., *de Vitâ Pythagoræ,* c. 32.

ples formèrent une corporation dans laquelle on ne pouvait entrer que par la voie de l'initiation. Il y avait, selon Meiners (1), deux espèces de disciples : la première était composée de ceux qui avaient été éprouvés; la deuxième, de ceux dont les épreuves duraient encore. Pour ces derniers, il y avait des doctrines secrètes. Tant que l'ordre des Pythagoriciens subsista dans la Grande Grèce, le voile mystérieux dont ils s'enveloppèrent ne fut point soulevé; mais après que cet ordre eut été détruit et expulsé, des disciples infidèles dévoilèrent les pratiques mystérieuses relatives à la médecine (2). Plusieurs Pythagoriciens se répandirent dans diverses villes de la Grèce où ils donnèrent des soins aux malades. Peu à peu ils jetèrent le masque de la superstition, et avouèrent qu'ils guérissaient par des

(1) *Ouvrage cité*, t. 2, p. 183.
(2) Jamblicus, *de Vitâ Pythagoræ*, c .34.

moyens naturels. A cause du séjour que les disciples de Pythagore avaient fait à Crotone, les médecins de cette ville passaient, au temps d'Hérodote (1), pour les plus instruits de la Grèce. Démocède, l'un d'eux, exerça l'art de guérir à la cour de Polycrate, tyran de Samos, et à celle de Darius, et s'y acquit une très-grande réputation par les cures qu'il opéra (2).

Pythagore et ses disciples ne furent pas les seuls philosophes qui enlevèrent aux prêtres l'exercice de la médecine. Empédocle, Héraclite, Démocrite, Anaxagore suivirent ses traces. Quelques-uns d'entre eux, à la vérité, s'occupèrent plutôt

(1) *Histor.*, lib. III, c. 131.

(2) Démocède peut être compté parmi les disciples de Pythagore. Jamblique (*de Vitâ Pythagoræ*, c. 35, p. 217) dit qu'il fut obligé de s'enfuir de Crotone, lorsque les Pythagoriciens en furent expulsés. Au contraire, Hérodote (lib. 3, c. 131) dit qu'il quitta Crotone parce qu'il avait un père d'un caractère dur et colère.

à créer des systèmes sur la nature qu'à traiter des malades. La médecine gymnastique, qui fut inventée à la même époque par Hérodicus, contribua aussi à diminuer l'influence des prêtres : plusieurs malades recevaient des soins dans les gymnases. Il survint ainsi entre les prêtres, les philosophes et les directeurs des gymnases une rivalité qui contribua aux progrès de la science. Les Asclépiades de Cnide et la famille d'Hippocrate, voyant l'exemple des philosophes, renoncèrent à l'exercice mystérieux de leur art et aux pratiques superstitieuses dont leurs ancêtres l'avaient entouré ; et dès lors la médecine cessa d'être ensevelie dans les temples et devint accessible à tout le monde. Ainsi l'on peut dire qu'en Grèce la médecine a commencé par être domestique ; elle est devenue ensuite exclusivement sacerdotale. Enfin par l'influence des prêtres des temples, des philosophes, des directeurs de gymnases, et surtout par les travaux d'Hippocrate, elle a été érigée au rang de science. Il est probable qu'il en a été de même chez plusieurs peuples. Cependant malgré cela les prêtres ne cessèrent point en Grèce l'exercice d'un art qui leur était très-lucratif, et une partie du peuple superstitieux continua à avoir recours à leurs guérisons mystérieuses ; mais leur médecine dégénéra beaucoup après Hippocrate.

CHAPITRE V.

Exercice de la médecine à l'aide des songes, dans plusieurs temples de la Grèce, autres que ceux d'Esculape.

Les temples d'Esculape n'étaient pas en Grèce les seuls où l'on allait recevoir des songes pour obtenir la guérison des maladies. On y adorait encore plusieurs autres divinités médicales que l'on invoquait pour se guérir, entre autres, Apollon (1),

(1) Apollon, père d'Esculape, a été regardé comme l'inventeur de la médecine par les plus anciens auteurs. Pindare (*Pythiq.*, ode 5, vers 85) dit qu'il apprend aux hommes les moyens pour guérir les maladies. Euripide (*Alcest.*, v. 967) lui attribue d'avoir enseigné aux Asclépiades les remèdes pour guérir les hommes. Dans Ovide (*Métamorph.*, lib. 1, v. 521), Apol-

Minerve (1), Diane, Mercure, Cérès;
on peut encore y ajouter Vulcain, Bac-

lon se glorifie en ces mots d'avoir inventé la
médecine :

*Inventum medicina meum est, opiferque per orbem
Vocor, et herbarum subjecta potentia nobis.*

Plusieurs auteurs ont pensé que Pæan, médecin des dieux, dont parle Homère, était
le même qu'Apollon; mais Sprengel croit que
ce sont deux divinités différentes.

(1) Proclus et Porphyre (Proclus *in Timæum
Platonis*) ont attribué à Minerve l'invention de
la médecine. Périclès, au rapport de Plutarque
(*Vie de Periclès*, c. 13) la fit honorer à Athénes
comme une divinité médicale (*Athene Hygia*),
et fit placer sa statue dans la citadelle, parce
qu'elle lui avait apparu en songe et lui avait
montré une plante qui guérit l'architecte Mné-
siclès, qui avait fait une chute en construisant
la citadelle. Minerve a été encore regardée
comme une divinité médicale dans quelques
autres villes de la Grèce. Birger Thorlacius a
fait une savante dissertation à ce sujet, intitulée : *Athene Gracorum Hygia*. Copenhague, 1804.
Creuzer (*les Religions de l'antiquité*, t. 2, p. 765

chus (1) et Hercule. On a attribué à plusieurs de ces divinités l'invention de la médecine, et l'on croyait qu'elles apparaissaient en songe aux malades et leur donnaient des conseils.

Tous les membres de la famille d'Esculape, Hygie , Panacée (2), Machaon,

et suiv.) a savamment discuté sur les rapports qui existent entre Minerve-Hygie et Esculape. Cette déesse avait le serpent pour symbole, comme le dieu de la médecine.

(1) Pausanias (lib. X, c. 33) dit qu'il y a à Ophitée, ville de Phocide, un souterrain où l'on célèbre les orgies en faveur de Bacchus. Les habitants de cette ville regardent ce dieu comme leur oracle et leur médecin ; ils croient qu'il les instruit en songes des remèdes qui leur sont nécessaires dans les maladies ; ils croient que les prêtres de Bacchus leur révèlent l'avenir. Les Athéniens (Athenæi *Deipnosophist*, lib. I, c. 41) avaient aussi reçu de la Pythie l'ordre d'honorer Bacchus, comme médecin.

(2) Hygie et Panacée, que l'on regardait

Podalyre (1) obtinrent aussi des temples dans lesquels les malades se rendaient pour se guérir. Plusieurs héros reçurent pareillement le même honneur. Wolf (2) fait observer que ce furent principalement ceux qui pendant leur vie avaient passé pour des devins. On allait en pélerinage à leur tombeau et l'on y recevait des oracles en songe. Les plus célèbres furent Calchas, Amphiarus, Amphiloque (3).

comme sœurs d'Esculape, avaient plusieurs temples en Grèce. Souvent leurs statues étaient à côté de celle du dieu de la médecine.

(1) Podalyre périt dans le pays des Dauniens ou Calabrois, où on lui éleva un tombeau sur lequel, suivant le témoignage de Lycophron (*Alexandra*, v. 1046 et suiv.) et de Tzetzes, son commentateur, les habitants allaient dormir sur des peaux de brebis, et y attendaient des conseils en songe pour la guérison des maladies.

(2) *Vermischte Schriften und Aufsætze.* Halle, 1802, p. 408.

(3) Le tombeau de Calchas était près de celui de Podalyre, chez les Dauniens. Strabon

Il existait encore en Grèce plusieurs antres célèbres où l'on rendait des oracles

(lib. VI, c. 5) dit que ceux qui venaient y recevoir des songes, sacrifiaient un bélier noir sur la peau duquel ils s'endormaient.

Le temple d'Amphiarus était près de la ville d'Orope, en Béotie, lieu où l'on croyait qu'il avait été enseveli sous terre. Pausanias (lib. I, c. 34) dit qu'il ne rendait ses oracles qu'en songe; il ajoute que ceux qui voulaient le consulter commençaient par se purifier, puis ils faisaient un sacrifice dans lequel ils immolaient un bélier sur la peau duquel ils s'endormaient pour attendre des songes. Quand ils étaient guéris de leurs maladies, ils jetaient quelques pièces d'or ou d'argent dans une fontaine sacrée qui était près du temple. Philostrate (*Vita Apollonii*, l. 2, c. 37) dit encore que les prêtres obligeaient ceux qui venaient recevoir des oracles en songe dans le temple d'Amphiarus, de passer un jour entier sans manger et trois sans boire de vin.

Amphiloque était fils d'Amphiarus. Son oracle était à Malle, ville de Cilicie (Pausanias, lib. 1, c. 34).

en songe et où des malades allaient pour recouvrer la santé. Les plus renommés étaient celui de Trophonius (1) et l'autre *Charonium*. Strabon nous a laissé quelques détails sur ce dernier. Il était situé sur les côtes de l'Asie , entre lès villes de Tralles et de Nyssa, près du bois sacré qui entourait les temples de Pluton et de Proserpine. Les malades qui allaient s'y faire traiter logeaient dans un bourg placé près de l'antre , chez les prêtres qui étaient instruits des cérémonies sacrées. Ces prêtres se livraient à l'incubation pour les malades et leur prescrivaient les remèdes qui leur avaient été conseillés en songe. Strabon dit encore qu'ils conduisaient quelquefois les ma-

(1) Pausanias (lib. 9, c. 39) donne de grands détails sur l'oracle de Trophonius et sur les cérémonies auxquelles on était soumis avant d'y descendre. Nous en parlerons plus loin.

(2) *Geograph* , lib. XIV, c. 2.

lades dans l'antre , les y tenaient renfermés, et les y soumettaient au repos et à la diète pendant plusieurs jours. Quelquefois les malades recevaient eux-mêmes les songes et les prêtres les expliquaient et dirigeaient l'exécution des moyens conseillés.

Il y avait aussi près de Patras , selon Pausanias (1) un temple de Cérès où l'on allait consulter sur l'issue des maladies. Près de ce temple était une fontaine , au-dessus de laquelle on suspendait un miroir dont l'extrémité seule touchait l'eau. On faisait des prières à la déesse , on brûlait des parfums en son honneur, on retirait le miroir, et quand on le regardait, il représentait le malade vivant ou mort, selon ce qui devait arriver. Pausanias dit que cet oracle était infaillible. Ce seul trait suffit pour prouver combien les anciens étaient crédules.

(1) Lib VII, c. 21.

Une anecdote citée par Élien pourrait faire présumer que l'on allait aussi quelquefois consulter dans les temples pour les maladies des animaux. Cet auteur rapporte (1) qu'un écuyer habile, nommé Lænus, ayant un excellent cheval qui avait perdu un œil par une blessure, le mena dans le temple de Sérapis, et pria ce dieu de lui rendre son œil. Sérapis lui ordonna de ne point faire usage de substances liquides sur l'œil malade, mais d'y appliquer des corps chauds et de le faire en plein midi et autour du temple. Ces ordres furent suivis, et, comme on le pense bien, le cheval guérit.

Ce n'était pas seulement pour obtenir la guérison des maladies que les Grecs allaient dormir dans les temples, afin d'y recevoir des oracles en songe; ils le faisaient encore pour les affaires ordinaires

_____

(1) Æliani *Histor. animalium* , lib. XI, c. 31.

de la vie. Cicéron (1) et Plutarque (2) nous apprennent que quand les Spartiates étaient embarrassés dans les affaires d'état, ils allaient passer la nuit dans le temple de Pasiphaé, afin d'y obtenir des songes qui leur apprendraient ce qui était le plus utile au salut de la patrie. Au reste, Wolf (3) fait observer judicieusement que les Spartiates, qui étaient le peuple le moins cultivé de la Grèce, étaient aussi le plus superstitieux. D'ailleurs, c'est dans le Péloponèse qu'il y avait le plus grand nombre de temples élevés en l'honneur du dieu de la médecine.

Les Grecs ne se contentèrent pas d'adorer leur Esculape et plusieurs autres divinités médicales, ils introduisirent encore chez eux le culte des dieux d'Égypte, à une époque qu'il est difficile de déter-

(1) *De divinatione*, lib. I, c. 43.
(2) *Vie d'Agis*, c. 9, et *Vie de Cléomène*, c. 7.
(3) *Vermischte Schriften and Aufsætze*, p 406.

miner, et ils bâtirent des temples en l'honneur d'Isis, d'Osiris et de Sérapis. Les malades y avaient beaucoup de confiance; ils s'y rendaient en grand nombre pour recouvrer leur santé, et les prêtres les y traitaient à l'aide de l'incubation et des songes. Pausanias compte en Grèce quinze temples dédiés aux divinités médicales égyptiennes (1); il dit (2) que le plus révéré de tous ces sanctuaires était celui d'Isis, à Tithorée, qui était situé à 40 stades du temple d'Esculape, dans la même ville. Il n'y avait aucune maison aux environs, et nul ne pouvait y entrer s'il n'y avait été invité par des songes envoyés par la déesse. Les prêtres y avaient établi chaque année deux fêtes solennelles : l'une au printemps et l'autre en automne. Pausanias nous a donné quelques détails sur les rites religieux qu'on y observait, qui,

(1) Schulzii, *Historia medicinæ*, p. 127.
(2) Lib. X, c. 32.

selon lui, étaient les mêmes qu'en Égypte. Cet auteur dit encore que les Athéniens avaient reçu du roi Ptolémée le culte de Sérapis, et lui avaient bâti un temple dans leur ville (1). Il rapporte également que ce dieu avait un temple à Lacédémone, et que c'était le plus moderne de tous ceux de cette ville (2). M. Guignaut (3) pense même qu'il est assez vraisemblable que, dans plusieurs lieux de la Grèce, c'était Sérapis que l'on adorait sous le nom d'Esculape.

(1) Pausanias, lib. 1, c. 18.
(2) Pausanias, lib. 3, c. 14.
(3) *Le dieu Sérapis et son origine, ses rapports, ses attributs et son histoire.* Paris, 1828, p. 25.

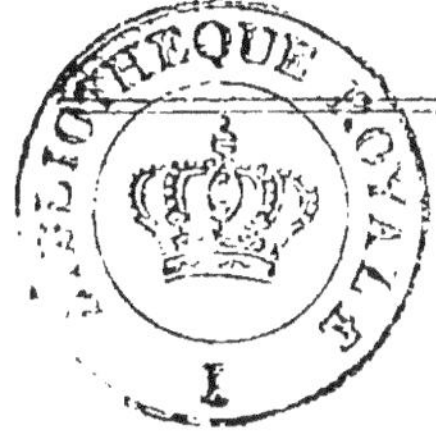

CHAPITRE VI.

*Médecine des prêtres d'Égypte. On traite les malades
à l'aide des songes dans les temples d'Isis, d'Osiris
et de Sérapis. Médecine des Hébreux et de quelques
autres peuples.*

En Egypte nous voyons bien plus anciennement encore qu'en Grèce les prêtres exercer exclusivement la médecine
et l'enseigner dans leurs temples. Ils s'é-
taient même cru assez avancés dans cette
science pour en tracer des règles écrites ;
ils avaient composé, au rapport de Diodore de Sicile (1), un code ou livre sacré
dont il leur était défendu de s'écarter (2);

(1) *Bibliothec. historic.*, l. 1, c. 82.

(2) Saint Clément d'Alexandrie dit que Mercure Trismégiste avait composé un ouvrage

ils formaient un corps très-puissant dans l'état et étaient divisés en différentes classes. Chacun d'eux devait, selon Hérodote(1), se borner à traiter un genre particulier de maladies, comme celles des yeux, de la tête, du ventre, etc. ; ils transmettaient leurs connaissances à leurs descendants qui leur succédaient. On voit par un passage d'Aristote (2), que quand ils entreprenaient quelque chose dans les maladies aiguës avant le quatrième jour, c'était sous leur responsabilité. Il est probable, d'après cela, qu'ils

appelé *Embre*, composé de 42 livres, qui contenait toute la science des Égyptiens. Les 36 premiers livres traitaient de la philosophie, les 6 derniers étaient consacrés à la médecine. Il y était parlé de la structure du corps humain, des maladies, des instruments de chirurgie, des affections des yeux et des maladies des femmes.

(1) Lib. II, c. 84.
(2) *Politicor*, lib. III.

laissaient beaucoup agir la nature. Il paraît aussi qu'ils pratiquaient la médecine au dehors; car Hérodote (1) parle de médecins égyptiens qui étaient à la cour de Darius, roi de Perse, et qui ne purent le guérir d'une entorse. Le même historien fait mention d'un médecin oculiste égyptien, qui fut envoyé en Perse par le roi Amasis à la demande de Cyrus (2).

Les principaux temples dans lesquels les prêtres égyptiens exerçaient la médecine, étaient ceux d'Isis, d'Osiris et de Sérapis. De tout temps, comme le fait observer Creuzer (3), l'Égypte se représenta les grands dieux, symboles des forces de la nature, comme doués de la puissance curative. Il est certain, d'après plusieurs

(1) Lib. III, c. 129.
(2) Herodot. *Histor.*, l. III, c. 1.
(3) *Les Religions de l'antiquité considérées principalement dans leurs formes symboliques et mythologiques*, trad. par Guigniaut, t. 2, p. 337.

passages de Diodore de Sicile (1), de Strabon (2) et d'Artémidore (3), que les malades venaient passer la nuit dans ces temples pour y recevoir des songes, comme en Grèce dans ceux d'Esculape. Le culte d'Isis et d'Osiris était très-ancien en Égypte; celui de Sérapis paraît y avoir été introduit à une époque plus moderne. Comme Hérodote ne parle pas de ce dieu, on croit qu'il n'était pas encore adoré au temps où il écrivait. Il paraît que c'est entre l'époque de la guerre du Péloponèse et celle d'Alexandre que ce culte a commencé, mais il ne parvint à son apogée que sous le règne des Ptolémées (1).

(1) Lib. I, c. 25.
(2) *Geograph.*, lib. XVII.
(3) *Oneocritic.*, l. V, c. 92, 93, 94.
(4) Selon le récit de Tacite (*Histor.*, lib. IV, c. 83, 84), Ptolémée Soter, d'après un ordre qu'il avait reçu en songe pendant qu'il bâtissait les murs d'Alexandrie, fit venir de Sinope, dans le royaume de Pont, la statue de Sérapis et lui

Selon Plutarque (1) , Sérapis était le même qu'Osiris. On a dit que c'était Osiris descendu dans les sombres demeures (2).

Quoique Sérapis ait commencé à être adoré à une époque moderne , il ne fut par moins regardé par la suite comme le plus grand dieu de l'Égypte ; on peut même dire qu'il éclipsa toutes les autres divinités de ce pays. On l'invoquait surtout dans les maladies : c'était un dieu bienfaisant. L'orateur Aristide , qui relate en termes pompeux ses louanges , dans un de ses discours , dit que la vie la plus longue ne suffirait pas pour dresser la

fit bâtir un temple à Rhacotis, près d'Alexandrie. Tacite dit qu'il y avait plusieurs traditions sur le nom du nouveau dieu, qu'il était appelé Esculape, Osiris, Jupiter ou Pluton. Il dit encore qu'il avait existé anciennement à Rhacotis un petit temple consacré à Isis et à Sérapis.

(1) *De Isid. et Osirid.*

(2) *Les Religions de l'antiquité de Creuzer*, note de M. Guignaut, t. I, 2ᵉ partie, p. 808.

liste des miracles qu'il opère (1). Il lui attribue le pouvoir de ressusciter les morts, de rendre potable l'eau de la mer, de donner la santé et la richesse ; il ajoute que les preuves de ses miracles innombrables sont consignées dans des livres sacrés, gardés dans des boîtes sacrées. On le confondait souvent avec Pluton ou même avec Jupiter ; de là le nom de Jupiter Sérapis. Il était regardé, dit Creuzer (2), comme le maître des éléments, le souverain des eaux, particulièrement de celles du Nil, le dieu de la terre et de toutes les puissances terrestres, le dieu des enfers, le dispensateur de la vie et le juge des morts. En un mot, Jupiter, Esculape et Pluton étaient venus se confondre dans Sérapis (3).

(1) Aristidis *oratio in Sarapidem.*

(2) *Les Religions de l'antiquité*, t. I, p. 414.

(3) De même que nous n'avons presque rien dit sur l'histoire et les attributs mythologiques

On éleva de tous côtés des temples à ce nouveau dieu, on les appelait *Serapies* ou *Serapiums*. L'orateur Aristide dit que de son temps on en comptait 43 en Egypte. Il y en avait un grand nombre dans les autres pays du monde où son culte fut importé : souvent ils étaient placés hors des villes ; celui de Memphis, le plus ancien de ceux de l'Égypte, selon Pausanias, était situé au milieu des sables (1). Le plus célèbre des temples de Sérapis était celui de Canope. Strabon (2) dit que des gens de la plus haute distinction y avaient la plus grande confiance et

d'Esculape et des autres divinités médicales de la Grèce, nous nous étendons très-peu sur Sérapis. On trouve des détails sur tout ce qui le concerne dans une dissertation de M. Guigniaut, qui a pour titre : *le dieu Sérapis et son origine, ses rapports, ses attributs et son histoire.* Paris, 1828, in-8.

(1) Strabonis *Geograph*, lib. XVII, c. 1.

(2) *Geograph.*, lib. XVII, c. 1.

venaient y passer la nuit pour y obtenir des songes pour eux ou pour d'autres. Strabon ajoute qu'on inscrivait les guérisons qu'on y obtenait et les moyens de traitement qui avaient réussi. Artémidore (1) fait aussi mention de quelques songes qui avaient été reçus dans les temples de Sérapis ; les malades y accouraient de tous côtés et partout les *ex-voto* encombraient ses autels ; nous possédons encore plusieurs inscriptions votives faites en son honneur. Il paraît qu'on pratiquait aussi la médecine en Égypte, dans le temple de Vulcain , qui était à Memphis (2). Galien (3) donne , d'après Héras de Cappadoce , la recette d'un emplâtre appelé sacré , très-utile , selon lui, dans les plaies,

(1) *Oneirocritic.*, lib. V, c. 92, 93, 94.

(2) Vulcain des Grecs est le dieu Phtha des Égyptiens.

(3) *De compositione medicamentor. secundum genera*, lib. V, c. 2.

ulcères , morsures de bêtes venimeuses , etc. , qui était tiré des archives de ce temple.

Nous savons encore moins comment la médecine était exercée dans les temples de l'Egypte que dans ceux de la Grèce ; comme on y allait également pour y recevoir des songes , il est assez vraisemblable que les pratiques accessoires devaient être peu différentes de celles en usage dans les temples d'Esculape. Cependant l'accès des temples des dieux d'Egypte paraît avoir été plus difficile que celui des dieux de la Grèce, et le culte des premiers était accompagné de plus de mystère. Pausanias (1) dit qu'il n'était pas permis aux étrangers de pénétrer dans le *Serapium* de Memphis ; les prêtres même du dieu n'y avaient accès qu'après avoir immolé le beuf Apis. Le même auteur nous apprend (2) que dans un temple d'Isis qui

(1) Lib. I, c. 18.
(2) Lib. II, c. 13.

était situé au milieu du Péloponèse , la statue de la déesse ne pouvait être vue que par les prêtres , tandis que deux statues de Bacchus et d'Apollon qui étaient près de là , étaient exposées aux yeux de tout le monde. Il dit aussi (1) que dans le temple d'Isis à Tithorée, on ne laissait pénétrer que ceux auxquels la déesse l'avait permis par des songes. Il est probable que ces usages existaient aussi dans plusieurs temples de l'Egypte. Nous voyons par quelques passages d'Artémidore (2) , que l'on venait quelquefois consulter Sérapis sur l'issue que devaient avoir les maladies.

Dans les temples d'Isis , ainsi que dans ceux de Sérapis, on élevait des serpents apprivoisés de même que dans les temples d'Esculape (3) , et on les y nourrissait comme de vivantes images des dieux de la

(1) Lib. X, c. 32.
(2) *Oneirocritic.*, lib. V, c. 92, 93, 94.
(3) Æliani, *de Natura animalium*, l. XI, c. 17.

santé (1). Dans les monuments antiques on représente souvent Sérapis avec un long serpent roulé autour de son corps. Arrien (2) nous apprend que pendant la maladie dont mourut Alexandre le Grand, plusieurs de ses généraux allèrent passer la nuit dans un temple de Sérapis qui existait à Babylone (3), et y demandèrent s'il fallait que le monarque fût transporté dans le temple afin d'y être traité par le dieu. Sérapis répondit qu'il valait mieux que le roi restât où il était. D'après cette réponse on peut présumer que les prêtres craignirent peut-être la responsabilité qui pèserait sur eux s'ils échouaient dans le

(1) Creuzer, *les Religions de l'antiquité.*
(2) *De Expeditione Alexandri*, lib. VII, c. 26.
(3) Ce passage d'Arrien prouve évidemment que ce ne sont point les Ptolémées qui ont introduit le culte de Sérapis, puisque ce dieu avait déjà un temple à Babylone, à l'époque de la mort d'Alexandre.

traitement d'un malade aussi puissant que le conquérant de l'Asie (1).

Il est probable que l'usage d'aller dormir dans les temples des dieux pour y obtenir des révélations en songe, a existé en Égypte plus anciennement qu'en Grèce. Diodore de Sicile en parle dans son 1er livre où il relate les événements arrivés en Égypte antérieurement au siége de Troie. On voit par plusieurs passages des Livres de Moïse (2) et du prophète Isaïe (3), que les peuples païens avec lesquels les Juifs avaient le plus de relation , observaient les songes

(1) Peut-être aussi était-ce là une de ces réponses telles que les donnaient les oracles, et dans lesquelles ils ne pouvaient jamais avoir tort. En effet, si Alexandre avait guéri sans être transporté dans le temple, les prêtres auraient eu raison de l'en tenir éloigné; s'il mourait, ils pouvaient dire que le dieu avait bien prévu l'issue funeste de la maladie.

(2) *Deuteronom.*, c. XVIII, v. 9, 10, 11, 12.

(3) C. LXV, v. 4.

dès la plus haute antiquité, consultaient les devins et allaient dormir dans les temples de leurs dieux pour y songer. Ces peuples ne peuvent être que les Phéniciens et les Égyptiens. Un passage du Livre des Rois (1) paraît prouver en outre qu'au temps de Samuel les Phéniciens, quand ils obtenaient la guérison d'une maladie, avaient la coutume de déposer dans leurs temples des *ex-voto* en or, représentant la partie du corps qui avait souffert, ainsi qu'on le faisait plus tard en Grèce (2). Tous ces usages existant en Orient à une époque aussi reculée, nous font penser que c'est de l'Orient que les Grecs ont appris

(1) *Regum*, lib. I, c. 6.

(2) On lit dans le *Livre des Rois*, que les Philistins ayant été atteints d'une maladie au fondement, en punition de ce qu'ils avaient enlevé l'Arche d'alliance, leurs prêtres et leurs devins leur conseillèrent de renvoyer l'Arche, et d'y enfermer cinq anus d'or.

à aller dormir dans les temples de leurs dieux pour y avoir des songes.

Chez les Juifs la médecine a été long-temps sacerdotale comme chez presque tous les anciens peuples ; les lévites étaient les seuls médecins. Ensuite on consulta aussi les prophètes pour la guérison des maladies. Mais les lois de Moïse défen-daient expressément aux Israélites de con-sulter les devins, d'observer les songes et les augures et d'user de sortiléges et d'en-chantements, ainsi que le faisaieut les peuples dont ils devaient conquérir le pays (1). Le prophète Isaïe (2) reproche aux gentils d'aller dormir dans les tem-ples de leurs dieux pour y songer. Si quel-quefois les Juifs en firent autant, ce fut dans les temps où ils abandonnaient le culte du vrai Dieu pour adorer Baal (3);

(1) *Deuteronom*, c. XVIII, v. 9, 10, 11, 12.
(2) c. LXV, v. 4.
(3) C'est dans un temps où les Juifs venaient

c'est donc sans aucun fondement que Strabon (1) leur attribue cet usage; il a bien commis d'autres erreurs dans ce qu'il dit des Juifs. Comme la manière dont les lévites et les prophètes pratiquaient la médecine, diffère beaucoup de celle des autres nations, nous n'en dirons rien ici.

Chez les plus anciens peuples de l'Asie, tels que les Indiens et les Perses, l'art de guérir était également exercé par les prêtres; dans les Gaules il était entre les mains des druides (2), mais nous possédons trop peu de détails sur la médecine de ces peu-

d'embrasser l'idolâtrie que le prophète Zacharie (c. 10, v. 2) leur disait : Les idoles n'ont proféré que des paroles inutiles, les devins n'ont eu que des visions trompeuses, et les songeurs n'ont donné que des réponses vaines. *Simulacra locuta sunt inutile et divini viderunt mendacium et somniatores locuti sunt frustrà.*

(1) *Geograph.*, l. XVI, c. 3.

(2) Pline (*Hist natur* , lib. XXX, c. 1) appelle

ples pour en parler ici. Nous voyons par un passage de Strabon (1), qu'il existait sur le bord de la mer Caspienne une ville appelée Narbacé, dans laquelle il y avait un oracle dont on recevait les réponses pendant le sommeil. Hérodote (2) parle de sauvages de l'Afrique, les Nasamons, qui allaient dormir sur le tombeau de leurs ancêtres pour y recevoir des songes, ainsi

les druides, cette sorte de devins et de médecins : *hoc genus vatum medicorumque.* Il rapporte (*Hist. nat.,* lib. XVI, c. 44, lib. XXIV, c. 11, et lib. XXV, c. 9) que les plantes auxquelles ils attribuaient le plus de vertus médicales étaient le guy de chêne, le *selago* et la verveine. Sprengel prétend (*Hist. de la médec,* t. I, p. 212) que les druides ne donnent leurs instructions que dans des bois sacrés et des lieux écartés. César (*de Bello Gallico,* lib. VI, c. 14) dit qu'ils ne communiquent point leurs mystères au vulgaire ; il dit encore que les Gaulois croient qu'Apollon chasse les maladies.

(1) *Geograph.,* l. XI.
(2) *Histor.,* l. IV, c. 172.

que les Dauniens le faisaient sur le tombeau de Podalyre. Il paraît d'après cela que cet usage a existé chez presque tous les peuples de l'antiquité, quoique les écrivains anciens n'en aient pas fait une mention expresse pour chacun d'eux.

CHAPITRE VII.

Introduction du culte d'Esculape à Rome; on lui bâtit un temple dans l'île du Tibre. Superstition des Romains. La médecine des songes était très en usage à Rome au temps de la république, et surtout à l'époque des Antonins. L'orateur Aristide, sa crédulité. Fin du culte d'Esculape et du paganisme.

———◦◦◦———

Les Romains, qui ont appris des Grecs les sciences, les lettres et les arts, en ont aussi reçu le culte d'Esculape à une époque assez éloignée (en l'an de Rome 460, 294 ans avant J.-C.). Voici, suivant Valère Maxime (1), comment il y fut introduit. Une peste ravageait la ville depuis trois ans; on consulta les livres des Sibylles qui ordonnèrent d'amener à Rome

(1) Lib. I, c. 8.

Esculape d'Epidaure. Q. Ogulnius fut chargé de cette mission. Quand il fut arrivé
au temple du dieu, à Epidaure, un des
serpents qu'on y élevait en sortit, entra
dans le vaisseau romain, et se plaça tranquillement dans la chambre d'Ogulnius.
Lorsque le vaisseau fut parvenu à l'embouchure du Tibre, le serpent en sortit et
alla dans une des îles du fleuve, où il se
roula sur lui-même, ce qui indiqua que
le dieu voulait être adoré en ce lieu. On
y bâtit effectivement un temple qui devint très-célèbre dans la suite (1).

(1) Plusieurs écrivains latins autres que Valère-Maxime font mention de l'introduction du
culte d'Esculape à Rome. Ovide la rapporte en
beaux vers dans le 15e livre des *Métamorphoses.*
Tite-Live en parlait dans le XIe livre de son Histoire, qui est perdu. Il existe une médaille,
frappée sous l'empereur Antonin, qui représente l'arrivée d'Esculape à Rome. On y voit le
dieu de la médecine, sous la figure d'un serpent, qui se tient sur la proue d'un vaisseau, et

Il est vraisemblable que des Asclépiades d'Epidaure suivirent Ogulnius, et enseignèrent aux Romains le culte d'Esculape. L'on eut sans doute recours dans l'île du Tibre aux guérisons à l'aide de l'incubation et des songes, ainsi que dans les temples de la Grèce. Bœttiger pense que l'on y éleva des serpents apprivoisés, comme à Epidaure, pour y représenter Esculape et pour agir à leur aide sur les malades (1).

le dieu du Tibre sort de l'eau pour le recevoir. (*Recherches curieuses d'antiquités*, par Spon, p. 531.) Peu de temps après l'introduction du culte d'Esculape à Rome, on y bâtit aussi un temple à la déesse Hygie, qui y fut adorée sous le nom de *Dea Salus*.

(1) Bœttiger s'appuie surtout sur le passage suivant de Pomponius Festus, qui l'a sans doute extrait d'un auteur plus ancien : *In insulâ Æsculapio facta ædes fuit.... ejusdem dei esse tutelæ draconem, quod vigilantissimum sit animal, quæ res ad tuendam valetudinem ægroti maxime apta est. Canes adhibentur hujus templo quod is uberibus canis sit nutritus.* Bœttiger a écrit une sa-

Cependant, comme pendant un assez long espace de temps les auteurs latins ne parlent pas de guérisons opérées daus l'île du Tibre, Bœttiger est d'avis que les Romains eurent d'abord peu de confiance dans ces pratiques superstitieuses venues de l'étranger. Cette conclusion nous paraît peu fondée. En effet, le culte du dieu de la médecine ne devait pas être entièrement étranger aux Romains, puisque avant l'ambassade d'Ogulnius, il y avait déjà, suivant Valère Maxime (1), un temple

vante dissertation *sur le culte d'Esculape dans l'île du Tibre, et sur les jongleries médicales que l'on exerçait à l'aide des serpents.* On la trouve dans l'ouvrage de Sprengel, intitulé : *Beitræge zur Geschichte der Medicin.* Halle, 1794. t. 2, p. 163.

(1) Lib. I, c. 8. Valère Maxime dit que le serpent qui était dans le vaisseau d'Ogulnius en sortit quand il fut arrivé devant Antium, et resta trois jours dans le temple d'Esculape qui était dans cette ville.

d'Esculape à Antium, ville ancienne du Latium, à quelques lieues de Rome. Varron (1) parle de remèdes conseillés en songe par Sérapis ou par Esculape. Plaute (2) introduit dans une de ses pièces un malade qui se livre à l'incubation dans le temple d'Epidaure. Cicéron (3) blâme ceux qui s'adressent plutôt à un interprète des songes qu'à un médecin, et qui pensent qu'Esculape ou Sérapis peuvent indiquer en songe les moyens de se guérir, ce qui fait présumer que cet usage existait à Rome, de son temps. Enfin, sous l'empereur Claude, Suétone (4) parle de nombreux esclaves malades qui allaient consulter Esculape dans l'île du Tibre.

Comme une grande superstition a tou-

(1) *Varronis opera.* Amsterdam, 1623, tom. 2, p. 104. On y trouve plusieurs fragments sur ce sujet, conservés par Nonius Marcellus.

(2) *In Curculione.*

(3) *De Divinatione,* l. 2, c. 59.

(4) *In vitâ Claudii.*

jours été la base du caractère dominant des Romains, il serait bien étonnant qu'ils n'aient pas eu confiance en la médecine des songes (1). M. Hecker (2) fait observer que l'introduction du culte d'Esculape ne contribua en rien au perfectionnement de la médecine à Rome. Il en attribue la cause au choix que les Romains avaient fait des Asclépiades d'Epidaure, qui étaient beaucoup moins instruits que ceux de Cos et de Cnide. On peut dire aussi que jamais les Romains ne montrèrent de goût

(1) Malgré la superstition des Romains, il faut cependant avouer qu'aucun auteur ancien ne s'est élevé autant que Cicéron contre la divination et les songes. « Nous rêvons, dit-il (*de* « *Divinatione*, lib. 2, c. 59), pendant des nuits « entières; nous étonnerons-nous d'après cela « que nos songes se vérifient quelquefois. On « pourrait, ajoute-t-il, tirer également d'innom- « brables présages des visions de la folie et de « l'ivresse »

(2) *Geschichte der Heilkunde*, t. I, p. 361.

pour la médecine, et que peu de temps après que le culte d'Esculape eut été introduit à Rome, des médecins grecs vinrent s'y établir, et dès-lors les prêtres d'Esculape ne pouvaient être que nuisibles à l'avancement de la science.

Outre Esculape, on adora encore à Rome un grand nombre de divinités médicales; entre autres, Apollon (1), Mercure (2), Minerve (3), et l'on en recevait

(1) On éleva à Rome un temple à Apollon médecin, 450 ans avant J. C., pour obtenir sa protection contre une peste qui ravageait la ville. (Titi-Livii *Histor.*, lib. IV, c. 25.)

(2) Il existe encore quelques inscriptions votives, datant de l'époque romaine, dédiées à Mercure, pour la guérison des maladies.

(3) On trouve tout ce qui a rapport à Minerve, adorée comme divinité médicale à Rome, dans une savante dissertation de Birger Thorlacius, intitulée : *Minerva Romanorum medica.* Copenhague, 1805. Elle a été imprimée dans les *Prolusiones et opuscula philologica* de cet auteur, tom. I, p. 139.

des conseils en songe. Comme le fait observer M. Hecker (1), les Romains surpassèrent
encore les Grecs en superstition ; ils allèrent
jusqu'à adorer les maladies pour se préserver de leurs atteintes. La déesse *Febris*
avait trois temples à Rome. Valère Maxime (2) dit qu'on y déposait des médicaments qui avaient été appliqués sur le
corps des malades ; c'était peut-être pour
en conserver la mémoire, afin de les employer dans des cas semblables à ceux où
ils avaient réussi (3). On adorait aussi à
Rome la déesse *Mephitis* et la déesse *Cloacina*, pour se préserver des effluves des

(1) *Geschichte der Heilkunde*, t. I, p. 359.

(2) Lib. 2, c. 5.

(3) De Mattheis a écrit une dissertation sur
le culte que les Romains rendirent à la fièvre ;
elle est intitulée : *Sul culto reso degli antichi
Romani alla dea Febbre.* Rome, 1814, in-8.
M. Greppo, grand-vicaire du diocèse de Belley,
a donné des détails étendus sur le culte de la
déesse *Febris* et de la déesse *Cloacina.* On les

marais et des égoûts, et on leur avait élevé des temples dans la capitale du monde (1).

Quand Rome eut étendu ses conquêtes, elle ne se contenta pas des dieux qu'elle adorait auparavant; elle adopta encore le culte des dieux étrangers, et ceux d'Egypte y furent en grande vénération. On y gué-

trouve à la suite de la traduction de l'*Octavius* de Minucius Felix, par M. Pericaud, bibliothécaire de la ville de Lyon. 2e édition, 1843, p. 260-270.

(1) Les Romains adorèrent encore quelques autres divinités du même genre, telles que la déesse *Ossipaga*, qui présidait à la consolidation des os, la déesse *Carna*, qui présidait au développement des chairs. Saint Augustin (*de civitate Dei*, liv. 4, c. 21) fait mention de plusieurs autres divinités semblables qui étaient adorées par les Romains. Ils invoquaient surtout Lucine dans les accouchements. Cicéron (*de Naturâ deorum*, lib. 3, c. 25) se moque du culte que ses concitoyens rendaient à la fièvre.

rissait les malades à l'aide des songes, dans les temples d'Isis (1) et d'Osiris, et surtout dans ceux de Serapis qui fut regardé, selon Creuzer (2), comme le dieu suprême des Romains. Cependant ce ne fut pas sans quelque difficulté que le culte du nouveau dieu fut introduit, d'une manière définitive, dans la capitale du monde (3). Ses temples, ainsi que ceux d'Isis, y furent détruits par un décret du Sénat, 217 ans avant notre ère (4); mais malgré quelques autres persécutions, ce culte reparut toujours triomphant. M. Guigniaut prétend

(1) Tibulle s'adresse à Isis dans ces vers (*Eleg.*, l. I, eleg. 3, v. 38) :

> *Nunc dea nunc sucurre mihi, nam posse mederi*
> *Picta docet templis multa tabella tuis.*

(2) *Les Religions de l'antiquité*, tom. I, p. 414.

(3) Varron, dans ses *Euménides* (cité par Nonius Marcellus, voce : *Miras pro miraris*), se moque de ce que Sérapis traite les malades à prix d'argent.

(4) Valerii maximi, lib. I, c. 3.

cependant qu'il ne fut admis publiquement à Rome que sous le règne des Antonins. Nous possédons encore plusieurs
inscriptions romaines, en forme d'*ex-voto*,
en l'honneur des divinités égyptiennes,
pour des malades qu'elles avaient guéris (1).

Un savant écrivain danois, Birger
Thorlacius, prétend que les Romains qui
adorèrent tant de divinités, n'eurent cependant, à l'exception d'Esculape d'Epidaure, que des idées confuses sur les dieux

(1) Voici quelques-unes de ces inscriptions :

ISIDI ET SERAP.

SACRUM

EX VOTO

PRO FILIOLI SALUTE

SUSCEPTO

SAURANA FECIT

—

DEO . SERAPI

M . VIBIUS

ONESIMUS

EX VISU

médecins, et qu'ils les désignaient tous sous le nom d'Esculape. Il pense qu'ils donnèrent particulièrement ce nom à Sérapis égyptien. Voilà pourquoi ce dieu a sur beaucoup de monuments les attributs d'Esculape (1). Quelle qu'ait été la

(1) B. Thorlacius a émis ces opinions dans une dissertation intitulée : *De somniis Serapicis præcipue ex Aristidis orationibus sacris delineatis.* Copenhague, 1813, in-4. On trouve une analyse de cet opuscule dans le *Magasin encyclopédique* de Millin (année 1814, t. 5, p. 443.) Thorlacius appelle les songes d'Aristide, *songes sérapiques*, parce qu'il pense que souvent ce malade invoquait Sérapis, que l'on confondait avec Esculape. Il pense, d'après quelques passages des discours de cet orateur, qu'il est présumable qu'au temps des Antonins, des médecins étaient attachés à certains temples par des liens intimes. Sprengel (*Histoire de la médecine,* tom. I, p. 162) est aussi d'avis qu'il y avait alors, dans les avenues et les péristyles des temples, des orateurs, des sophistes et des philosophes avec lesquels les malades pouvaient s'en-

la confusion qui ait régné à Rome sur les divinités que l'on y adorait, il n'en est pas moins certain que le culte du dieu de la médecine était en grande vénération dans tous les pays soumis à la domination romaine au temps des empereurs. L'empereur Antonin-le-pieux lui accorda, entre autres, une protection toute spéciale. Il avait lui-même une grande confiance dans les moyens de guérison conseillés en songe, ainsi que le prouvent plusieurs médailles et diverses inscriptions votives (1). Il fit faire de nouvelles constructions dans le

tretenir, et qui aidaient aux prêtres à expliquer les songes. Philostrate (*Vita Apollonii Thyanæi*, lib. I, c. 13) dit qu'Apollonius changea le temple d'Esculape, à Égée, en Lycée et en Académie, où l'on n'entendait que de la philosophie.

(1) Marc Aurèle nous apprend (*de Rebus suis*, l. I, c. 16) que l'empereur Antonin, son père adoptif, n'avait recours que très-rarement à la médecine et aux remèdes. On voit qu'il n'en était que plus superstitieux.

temple d'Epidaure. Nous voyons par une ancienne inscription (1) qu'il y avait à Rome, sous le règne de ce prince, un collége d'Esculape et de la santé, composé d'individus qui s'assemblaient à certains jours de l'année pour y faire des sacrifices et des repas, et pour y recevoir de petits présents. Ie nombre des membres de ce collége était fixé à soixante, et les fils y succédaient aux pères. C'est encore sous le règne d'Antonin que le faux-prophète Alexandre, qui avait la prétention de régénérer le culte d'Esculape, commençait à tromper le public à l'aide de ses jongleries grossières, ainsi que nous le verrons plus loin.

Pendant toute la durée de l'empire romain, le public ignorant continua, malgré les progrès qu'avait faits la médecine par

______

(1) Spon (*Recherches curieuses d'antiquité*, p. 326) a publié cette inscription, et l'a enrichie d'un commentaire.

les écrits d'un grand nombre d'hommes célèbres, à avoir une prédilection marquée pour les guérisons opérées à l'aide des songes. Les souverains eux-mêmes montraient à leurs sujets l'exemple de la confiance dans ces pratiques superstitieuses. Hérodien (1) rapporte que l'empereur Caracalla alla lui-même se faire traiter par Esculape dans le temple de Pergame (2). L'empereur Julien dit aussi, dans ses œuvres, qu'Esculape l'a guéri très-souvent dans ses maladies, en lui indiquant des remèdes (3).

L'exemple le plus frappant de ce que peut faire la crédulité et la superstition sur un esprit malade, nous a été donné par l'orateur grec Aristide, qui vivait au second siècle de notre ère. Ayant été

(1) *Histor.*, lib. IV.

(2) Hérodien dit que Caracalla partit de Pergame après y avoir reçu autant de songes qu'il en désira.

(3) S. Cyrillus in Julianum, lib. VII.

atteint pendant treize ans d'une malaladie de langueur avec oppression, douleurs nerveuses, vomissement, gonflement du ventre, hydropisie, il eut le courage de se faire guérir par Esculape qui le soumit à une infinité de remèdes de tout genre, tels que lotions, bains, diète, vomitifs, saignées répétées, courses, voyages, déclamations, pratiques superstitieuses, etc.; cet auteur rend compte dans six de ses discours qu'il appelle *orationes sacræ* (1), de tous les traitements qu'on lui fit subir. On y admire autant la patience et la résignation que la crédulité aveugle d'un écrivain qui n'est cependant pas sans mérite. Ses amis, qui étaient les personnages les plus distingués de l'époque, voyant l'état déplorable auquel il était réduit, lui faisaient observer en vain qu'il avait une foi trop grande dans ses songes. Il continua de

(1) Aristidis *Opera omnia*, edente Jebb., t. I, p. 272-363.

parcourir les temples des diverses villes où il voyageait. Des médecins lui donnaient aussi quelquefois des avis; mais il préférait toujours ceux qu'il croyait avoir reçus du dieu dans ses rêves (1).

On voit par un passage du poète Prudence (2), qui vivait au 4ᵉ siècle, que, de

(1) L'orateur Aristide vivait sous le règne d'Antonin qui, comme nous venons de le voir, protégea fortement le culte d'Esculape et montra beaucoup de confiance dans la médecine des songes. L'exemple de l'empereur dut influer sur l'esprit d'Aristide : *Regis ad exemplar totus componitur orbis.* Quelques savants ont écrit des dissertations sur la maladie d'Aristide et sur sa superstition. Nous citerons celle de V. Malacarne, intitulée : *la Malattia tredecenale di Aristide*, Milan, 1799, in-4, et celle de Birger Thorlacius : de *Somniis Serapicis præcipuè ex Aristidis orationibus sacris delineatis*. Copenhague, 1813, in-4. Enfin, le docteur C. A. Schmidt a aussi soutenu, à Iéna, en 1818, une thèse qui a pour titre : *de Aristidis incubatione.*

(2) *In Hamertigeneiâ.*

son temps, on exerçait encore dans les temples la médecine à l'aide des songes. Cet usage n'a fini qu'avec le paganisme (1). Il y avait cependant alors des médecins recommandables dont nous possédons encore de bons ouvrages. Le vulgaire, ami du merveilleux, préférait ces cures obtenues par la jonglerie des prêtres; et, d'après ce que nous venons de rapporter, on voit que les empereurs et les hommes de la plus haute distinction y avaient également recours. Et de nos jours, malgré le progrès des lumières, ne sommes-nous pas fréquemment témoins d'un spectacle analogue? ne voyons-nous pas la confiance sans borne qu'inspirent trop sou-

(1) Eusèbe (*de Vitâ Constantini*, lib. III, c 56) dit que l'empereur Constantin fit détruire le temple d'Esculape, à Égée, dans lequel Apollonius de Thyane s'était fait initier pendant sa jeunesse. Suidas rapporte que, sous Théodose-le-Grand, l'archevêque Théophile fit renverser la statue de Sérapis, à Alexandrie.

vent les promesses fallacieuses d'un charlatanisme déhonté ? Quand un malade guérit par des moyens connus, personne n'y fait attention ; mais s'il revient à la santé après l'emploi de quelque remède secret ou de quelque poudre merveilleuse, les cent bouches de la renommée suffisent à peine pour prôner le succès; et les revers, quand ils ont lieu, passent inaperçus.. Les anciens avaient foi aux remèdes conseillés en songe dans les temples de leurs dieux; si l'on voulait ici rapporter bien des faits arrivés de nos jours, on y trouverait trop de rapports avec la crédulité des anciens.

CHAPITRE VIII.

Réfutation des opinions émises par les partisans du magnétisme, qui soutiennent que les prêtres des temples exerçaient la médecine à l'aide du magnétisme et du somnambulisme. Les malades qui allaient dormir dans les temples n'étaient pas des somnambules.

Je viens de tracer l'exposé rapide de ce que nous savons de plus certain sur l'exercice de la médecine à l'aide des songes dans les temples des anciens. Je suis loin, sans doute, d'avoir approfondi ce sujet obscur, sur lequel nous possédons malheureusement des documents bien incomplets(1).

(1) Selon Leclerc (*Hist. de la médecine*, liv. 2, c. 2), plusieurs anciens auteurs avaient fait l'histoire des Asclépiades. Il cite parmi eux Apollodore, Eratosthène, Phérécide, Arius de

On trouve des détails sur tout ce qui y a rapport dans les histoires de la médecine de Leclerc, de Schulz, de Sprengel et de M. Hecker; dans l'histoire de la chirurgie de Dujardin et Peyrilhe, et dans quelques autres ouvrages ou dissertations (1). Il est

Tarse et Polyanthus de Cyrène. C'est probablement à ces sources que Galien a puisé le peu de documents qu'il nous a transmis. Il paraît, par l'analyse du 12e livre de l'*Histoire Philippique* de Théopompe, qui nous a été conservé par Photius, que cet historien parlait assez au long des médecins de Cos et de Cnide, qu'il appelle Asclépiades. Enfin, Artemon de Milet, Démétrius de Phalère, Antipater, Nicostrate d'Éphèse, Geminus de Tyr, et plusieurs autres, avaient aussi, suivant Wolf, composé des ouvrages sur les songes. Si tous ces écrits nous étaient parvenus, nous ne manquerions pas de détails sur l'exercice de la médecine dans les temples des anciens.

(1) Voici les titres de quelques-unes de ces dissertations : Herm. Conring (Respondente Henr. Meibomio) *Disputatio de incubatione in fanis deorum medicinæ causâ olim factâ.* Helmstaed,

bien à regretter que les anciens ne nous aient pas transmis de documents plus circonstanciés sur ce sujet important , qui acquiert encore plus d'intérêt aujourd'hui, à raison des rapports que l'on a cru trouver entre les guérisons obtenues par les prêtres dans leurs temples à l'aide des songes, et le magnétisme animal.

On sait que le marquis de Puységur signala, en 1784, l'existence d'un état singulier qu'il était parvenu à produire chez

1657, in-4. — Major, *Epistola de oraculis medicinæ ergo quæsitis et votivis convalescentium tabulis.* Vittemberg, 1663, in-4. — Brendel, *de Incubatione.* Vittemberg, 1701, in-4. — Hundertmark, *de Incrementis artis medicæ per expositionem ægrotorum apud veteres in vias publicas, et templa.* Leipzig, 1739, in-4. — Frey, *de more diis simulacra membrorum consecrandi.* Altorf, 1746, in-4. — On trouve aussi des détails sur le sujet que nous traitons, dans un ouvrage de D. Vink, intitulé : *Amœnitates philologico-medicæ,* trajecti ad Rhenum, 1730, in-8.

quelques personnes qu'il avait magnéti-
sées. Par les pratiques du magnétisme, il
avait pu endormir ces personnes, et, pendant leur sommeil, elles offraient les phénomènes les plus bizarres; elles parlaient,
s'occupaient de leurs affaires, répondaient
au magnétiseur qui les interrogeait, pré-
disaient ce qui devait arriver, et prescrivaient des remèdes, soit pour elles, soit
pour d'autres malades avec lesquels on
les mettait en rapport (1). On a prétendu
que Mesmer avait déjà connu cet état auquel on a donné le nom de somnambulisme magnétique, mais qu'il n'avait pas
voulu en parler. Quoi qu'il en soit, le public s'en occupa vivement. De tout côté
on fit des essais; on voulut magnétiser
des malades et produire le somnambulisme. Je n'entrerai pas dans le détail de

(1) Puységur, *Mémoires pour servir à l'histoire et à l'établissement du magnétisme animal.*
Paris, 1784, in-8.

tout ce qùi a été, à cette époque, publié à ce sujet. C'est en 1784 que le marquis de Puységur avait fait connaître les résultats de ses premières expériences; on ne tarda pas à trouver des rapports entre les faits qu'il publiait et les guérisons opérées dans les temples d'Esculape à l'aide des songes; et déjà, en 1788, Kinderling, écrivain allemand, fit paraître une dissertation intitulée : *le Somnambulisme de nos jours, comparé avec l'incubation* (1). A peu près à la même époque, le célèbre éditeur d'Homère, Fréd.-Aug. Wolf, s'occupa de rechercher l'existence du somnambulisme dans l'antiquité (2).

(1) Kinderling, *der Somnambulismus unserer Zeit mit der Incubation der Alten in Vergleichung gestellt.* Dresde, 1788, in-8.

(2) La dissertation de Wolf a été composée en 1787; elle a pour titre : *Beitræge zur Geschichte der Somnambulismus aus dem Alterthum.* On la trouve dans ses *Vermischte Scriften und Aufsætze.* Halle, 1802, in-8.

Un écrivain anonyme a publié en 1815, dans les *Annales du magnétisme animal*, une série d'articles (1) pour prouver que les anciens avaient connu l'existence du magnétisme et du somnambulisme. Selon lui, la médecine des peuples sauvages est toute magnétique, celle des anciens l'était aussi. «Dans tous les temps, dit-il,
« il y a eu des êtres privilégiés ou réputés
« tels, qui par tel ou tel procédé ou même
« spontanément entraient, les uns dans
« une espèce de crise convulsive, les au-

(1) Cette série d'articles qui ont paru dans les *Annales du magnétisme* ont pour titre : *Lettre à messieurs les Rédacteurs, sur les notions que les anciens avaient du somnambulisme*. Il paraît que M. Aubin Gauthier regarde M. le comte Abrial comme l'auteur de ces articles ; car il cite (*Histoire du somnambulisme*, tom. 1, p. 254 et tom. 2, p. 78) plusieurs passages tirés des discours d'Aristide, qu'il dit traduits par M. Abrial, et ces passages se trouvent dans les articles dont nous parlons.

« tres dans une espèce de sommeil , et
« dans cet état indiquaient les choses fu-
« tures et principalement les remèdes qui
« convenaient à leurs maladies ou à celles
« des personnes qui les consultaient. »

Ainsi donc cet auteur soutient que le magnétisme était exercé en grand et avec solennité dans les temples d'Égypte (1) et qu'il l'était également dans les temples de la Grèce. Il s'appuie surtout , pour le prouver , sur les songes obtenus par l'orateur Aristide , dont nous avons parlé plus haut. Il prétend que les *discours sacrés* de cet orateur prouvent que les consultations par les songes aux temples d'Esculape et autres divinités n'étaient que des scènes de somnambulisme (2) , et que les révélations des remèdes indiqués étaient de même na-

(1) *Annales du magnétisme animal*, 1815, n° 22, p. 163.

(2) *Annales du magnétisme animal*, n° 22, p. 175.

ture que celles que donnent aujourd'hui les somnambules magnétiques à ceux qui les consultent. Il ajoute encore qu'il y a tout lieu de croire que c'est aux prescriptions des premiers somnambules que la médecine a dû ses premières recettes et ses premiers dispensaires (1.).

Enfin, comme c'était sous le voile du mystère que les prêtres des temples exerçaient la médecine, l'auteur prétend que le magnétisme animal faisait la principale base de ces mystères (2) ; il ajoute que les remèdes indiqués en songe étaient bien dévoilés ; mais que le principe d'impulsion qui procurait les songes ne l'était pas. Il était soustrait avec grand soin aux yeux du vulgaire ; ce secret n'était communiqué qu'à ceux qui étaient initiés ;

(1) *Annales du magnétisme animal*, n° 23, p. 232.

(2) *Annales du magnétisme animal*, n° 22, p. 174.

voilà pourquoi dans les anciens auteurs nous ne trouvons pas une mention plus claire de la médecine magnétique.

Plusieurs autres auteurs dont nous ne donnerons pas ici l'énumération, avaient aussi soutenu que les sibylles, les Pytho-nesses, les prêtres d'Esculape, d'Isis et d'Osiris étaient des somnambules ou des magnétiseurs (1). M. Aubin Gauthier vient de renouveler cette opinion dans deux ouvrages qui ont fixé l'attention du public, et il a étayé sa manière de voir sur des recherches qui prouvent son érudi-tion (2). Selon lui le magnétisme est aussi

(1) Cette opinion a été surtout soutenue dans plusieurs articles qu'on trouve dans la *Biblio-thèque* et les *Archives du magnétisme animal*.

(2) *Introduction au magnétisme, examen de son existence depuis les Indiens jusqu'à l'époque actuelle, etc.*, par Aubin Gauthier. Paris, 1840, in-8. — *Histoire du somnambulisme chez tous les peuples, sous les noms divers d'extases, songes, oracles et visions ; examen des doctrines théoriques*

ancien que le monde ; il a été connu et pratiqué dans tous les temps (1) ; la médecine est née du magnétisme, qui a été dans les temps anciens généralement et presque exclusivement pratiquée par les médecins (2). M. Aubin Gauthier prétend que le sommeil médical des anciens et la vision en songe ne sont que le somnambulisme (3) ; il soutient que les prêtres des temples, qui employaient pour la guérison des maladies des frictions, des attouchements, des onctions, n'étaient que des somnambules ou des magnéti-

et philosophiques de l'antiquité et des temps modernes, sur ses causes, ses effets, ses abus, ses avantages, et l'utilité de son concours avec la médecine; par A. Gauthier. Paris, 1842, 2 vol. in-8.

(1) *Introduction au magnétisme*, p. 11.

(2) *Introduction au magnétisme*, p. 11 et 13.

(3) *Introduction au magnétisme*, p. 24. — *Histoire du somnambulisme chez tous les peuples*, tom. 2, p. 227.

seurs. Enfin M. Ricard (1) avance aussi que toutes les personnes qui se sont occupées de recherches sur le magnétisme, sont convaincues que les anciens connaissaient mieux que nous sans doute les admirables facultés des somnambules lucides.

Ainsi l'on voit que plusieurs auteurs soutiennent aujourd'hui que les prêtres des temples guérissaient leurs malades par le somnambulisme et les pratiques du magnétisme. Ils le font dans le but de défendre le magnétisme et de prouver qu'à son aide on a dans tous les temps obtenu des cures merveilleuses. D'autres, au contraire, au nombre desquels nous comptons Fréd. Aug. Wolf, ont soutenu la même opinion dans un but tout différent : ils l'ont fait pour déprécier le magnétisme, en montrant qu'il n'a rien de nouveau. Selon Wolf, le drame du somnambulisme a déjà

(1) *Traité théorique et pratique du magnétisme animal*, p. 223.

été joué dans le monde il y a plusieurs siècles; seulement les masques et les décorations ont changé avec la mode et le goût du temps (1). Cet auteur a écrit son livre parce qu'il pense que l'histoire des folies et des superstitions anciennes devient instructive pour les siècles éclairés quand ces folies deviennent de nouveau épidémiques (2). M. Amédée Dupau (3), qui a combattu les prétentions exagérées du magnétisme, est également favorable à l'opinion qu'il était connu et employé par les anciens (4).

(1) Op. cit., p. 391.

(2) Op. cit., p. 389. Je ne fais que traduire les expressions de Wolf.

(3) *Lettres physiologiques et morales sur le magnétisme animal.* Paris, 1826, p. 1-14.

(4) Avant la découverte du somnambulisme on avait déjà publié des ouvrages dans lesquels, pour combattre le magnétisme, on avait cherché à prouver qu'il avait été connu et employé dans tous les temps. Nous nous contenterons de citer les suivants : *Traces du magnétisme.*

Pour nous, nous ne cherchons ni à déprécier ni à défendre le magnétisme; notre seul but est la recherche de la vérité. Notre manière de voir diffère de celle de Wolf et de celle des partisans du magnétisme. Nous allons discuter en peu de mots leurs opinions.

Les prêtres qui faisaient coucher les malades dans les temples , les mettaient-ils dans un état de somnambulisme magnétique comme on le pratique aujourd'hui ? Pendant leur sommeil venaient-ils leur adresser des questions et recevaient-ils d'eux des réponses qui indiquaient des remèdes pour leur guérison ou pour celle d'autres malades , comme on le voit de nos jours ? Les partisans du magnétisme prétendent que oui (1) , et nous croyons

Lahaye, 1784, in-8. — *Mémoire pour servir à l'histoire de la jonglerie, dans lequel on démontre les phénomènes du Mermérisme.* Paris, 1784, in-8.

(1) Voici comment un auteur qui a fait de

pouvoir répondre hardiment par la négative. Souvent, ainsi que nous le voyons par les discours d'Aristide, les prêtres n'étaient point présents pendant que les malades dormaient. Les malades ne parlaient point pendant leur sommeil et on

savantes recherches sur le magnétisme, s'exprime à ce sujet (*Bibliothèque du magnétisme animal*, février 1819, p. 165) : « Quand, dans « une crise somnambulique, un malade avait « déclaré le mal et indiqué le remède, les prê- « tres, qui avaient soigneusement recueilli ses « paroles, ne manquaient pas de lui persuader « que tout était l'ouvrage d'Esculape, que c'é- « tait le dieu qui avait dicté la prescription « salutaire. » Nous aurions bien désiré que cet auteur eût indiqué dans quel ancien écrivain il avait trouvé que les prêtres interrogeaient ainsi les malades pendant le somnambulisme, et recueillaient leurs prescriptions. M. Aubin Gauthier est moins affirmatif; il prétend bien que la vision en songe et le sommeil médical des anciens ne sont que le somnambulisme; mais il ne dit nulle part comment les choses se passaient entre les prêtres et les malades.

ne leur adressait point de questions.
Quand ils étaient réveillés ils se rappelaient leurs songes. Quand les remèdes
indiqués leur paraissaient clairs , ils les
exécutaient ; quand ils étaient obscurs ils
les faisaient interpréter par les prêtres.
Voilà en peu de mots comment les choses
se pratiquaient ; nous ne voyons rien là
d'analogue à ce qui se passe de nos jours
dans les scènes de somnambulisme.

Les récits que fait Pausanias de ce qui
se pratiquait quand on voulait descendre
dans l'antre de Trophonius, afin d'y consulter l'oracle et d'y recevoir des songes ,
prouve évidemment , selon nous , que les
prêtres n'interrogeaient pas les malades pendant leur sommeil et n'y recevaient point leurs prescriptions, ainsi que
le prétendent les partisans du magnétisme.
Pausanias (1) dit que les prêtres font boire
à ceux qui veulent entrer dans l'antre ,

(1) Lib. IX, c. 39.

de l'eau de la fontaine de Mnémosyne, afin qu'ils puissent conserver le souvenir de ce qu'ils auront vu ou entendu. Quand ils sont sortis, les prêtres les font asseoir sur ce qu'on appelait le trône de Mnémosyne et leur demandent ce qu'ils ont vu ou entendu pendant leur séjour dans l'antre (1). Il est

(1) Pausanias fait observer que les serpents sont consacrés à Trophonius comme à Esculape, ce qui fait voir qu'on allait recevoir des songes dans son antre, pour obtenir la guérison des maladies, comme dans les temples du dieu de la médecine. Aristide (*Oratio in Asclepiadas*, p. 45) compare Esculape avec Trophonius, et donne la préférence au premier, parce que Trophonius ne donne ses réponses qu'en Béotie, tandis qu'Esculape les rend partout. Schulz (*Histor. medicinæ*, p. 128) fait observer que c'est en Béotie que l'on trouve le moins d'Asclépions ; il pense que c'est parce que les habitants de ce pays préféraient aller consulter Trophonius ou Hercule. Creuzer (*les Religions de l'antiquité*, tom. I, p. 97) considère l'oracle de Trophonius comme un oracle par les songes.

évident ici que les interrogations des prêtres ne se font pas pendant le sommeil,
mais bien quand il est terminé et quand
on est sorti de l'antre. Aujourd'hui attend-
on que le somnambule soit éveillé pour lui
adresser des questions? La manière de pro-
céder est donc toute différente.

Nous soutenons aussi qu'il est évident
que les malades qui dormaient dans les
temples, y éprouvaient un sommeil naturel et n'étaient point dans un état de somnambulisme magnétique. La preuve, c'est
que d'après l'aveu de presque tous ceux
qui ont écrit sur le magnétisme, les somnambules, quand ils sont réveillés, ne se
rappellent plus ce qu'ils ont vu dans leur
état de somnambulisme. Deleuze, que M.
Aubin Gauthier a appelé l'Hippocrate du
magnétisme (1), dit que quand le somnambule rentre dans l'état naturel, il perd

(1) A. Gauthier, *Introduction au magnétisme,*
p. 145.

absolument le souvenir de toutes les sensations et de toutes les idées qu'il a eues dans l'état de somnambulisme (1) ; il ajoute que de tous les caractères du somnambulisme, celui de l'oubli au réveil est le seul constant et qu'on n'a pas encore vu une seule exception (2). Il ajoute encore que cette circonstance est d'autant plus importante qu'elle établit une ligne de démarcation bien prononcée entre le sommeil et le somnambulisme, entre les sensations des somnambules et les songes.

(1) Deleuze, *Histoire critique du magnétisme animal*, 2e édition, Paris, 1819. tom. I, p. 186 et 187.

(2) Bertrand (*Traité du Somnambulisme*. Paris, 1823, p. 317) regarde l'oubli au réveil comme bien moins constant que ne le pensait Deleuze. Cependant Deleuze, dans son *Instruction pratique sur le magnétisme*, qui a paru deux ans après l'ouvrage de Bertrand, soutient encore son ancienne opinion, et Deleuze avait observé bien des faits de somnambulisme.

Georget(1), MM. Husson(2) et Teste(3) émettent absolument la même opinion. M. Aubin Gauthier(4) fait remarquer que le premier somnambule observé par Mesmer ne se ressouvenait déjà plus du passé. Or, les malades qui allaient dormir dans les temples, se rappelaient fort bien leurs songes;

(1) *Physiologie du système nerveux*, tom. I, p. 285. Georget, qui avait magnétisé bien des personnes, fait observer qu'on se souvient encore des rêves, des actes de folie ou de délire, mais que dans le somnambulisme il n'y a aucune trace de souvenir; les individus se réveillent comme s'ils sortaient d'une profonde léthargie, croyant en effet avoir dormi profondément. Georget dit même que, quand une attaque d'épilepsie arrive pendant le somnambulisme, on n'en conserve aucun souvenir.

(2) *Rapport fait au nom de l'Académie royale de médecine sur le magnétisme animal.*

(3) *Manuel pratique du Magnétisme animal.* Paris, 1843, p. 171.

(4) *Histoire du Somnambulisme chez tous les peuples*, tom. 2, p 244.

il est donc naturel d'en conclure qu'ils n'étaient point dans un état de somnambulisme magnétique.

L'objection que nous faisons ici a été prévue par l'auteur anonyme que nous avons déjà cité, et qui a écrit, dans les *Annales du magnétisme,* une série d'articles pour prouver l'existence du somnambulisme dans l'antiquité. En rapportant les songes d'Aristide, il a bien vu qu'on pouvait lui objecter que cet orateur se rappelait ses songes, tandis que les somnambules oublient au réveil ce qu'ils ont vu pendant le somnambulisme. Il répond que cette règle n'est pas exclusive, qu'il est des somnambules soit naturels soit magnétiques qui se rappellent avec exactitude ce qu'ils ont vu ou entendu. L'auteur est ici en contradiction manifeste avec Deleuze, qui cependant prétendait avoir bien observé; reste à décider lequel a raison.

L'auteur que nous citons cherche ce-

pendant à justifier son opinion : il prétend qu'il est possible qu'une volonté
ferme puisse suffire pour conserver la
trace de ce qui a lieu dans le somnambulisme : « Le malade qui allait consulter
« Esculape avait, dit-il , le plus grand
« intérêt à saisir et à retenir sa réponse ,
« et lorsqu'il était arrivé à cette période
« du somnambulisme où l'âme par sa pers-
« picacité découvre ce qui est nécessaire
« à ses maux , découverte qui alors était
« regardée comme une révélation du dieu,
« d'une part l'imagination se figurait le
« dieu lui-même et les ordonnances qui
« en émanaient ; et de l'autre , la volonté
« et l'attention gravaient le tout dans la
« mémoire. Et voilà comment au réveille
« malade croyait avoir vu le dieu et rap-
« portait , sans rien oublier , ce qui lui
« avait été prescrit (1). »
Nous citons les propres expressions de

(1) *Annales du Magnét. animal,* n° 23, p. 229.

l'auteur que nous combattons ; on voit qu'il prétend qu'il est possible qu'une volonté ferme de la part du magnétisé puisse lui faire rappeler ce qu'il a vu pendant le somnambulisme. Mais en admettant la possibilité de ce fait pour Aristide et pour quelques autres malades, l'auteur ne dit pas si cela peut avoir lieu dans tous les cas. M. Teste, après avoir dit que l'oubli au réveil est le trait caractéristique du sommeil magnétique , ajoute qu'il dépend quelquefois du magnétiseur que cette circonstance capitale n'existe pas, et que le somnambule se rappelle exactement en s'éveillant tout ce qu'il a fait, tout ce qu'il a dit et tout ce qu'il a entendu pendant le sommeil. Pour cela, il faut que le magnétiseur veuille énergiquement qu'il en soit ainsi, et qu'il exprime tout haut cette volonté, afin qu'elle passe dans l'esprit du magnétisé (1). On voit que M. Teste est ici en

(1) Teste, *Manuel prat. du Magnét. anim.*, p. 171.

contradiction manifeste avec l'auteur anonyme que nous avons cité plus haut; en
effet, ce dernier prétend que, pour que
l'oubli au réveil n'ait pas lieu, il faut une
volonté ferme de la part du magnétisé,
et, suivant M. Teste, il faut que cette volonté vienne du magnétiseur, et qu'elle
soit exprimée tout haut par lui. Cette
contradiction prouve que M. Teste, ou
l'auteur anonyme, n'ont pas écrit d'après
l'observation multipliée des faits.

M. Teste cite un cas où il parvint à faire
conserver à une somnambule le souvenir
de certaines confidences qu'il lui avait
faites pendant son sommeil magnétique.
Il lui exprima pendant son somnambulisme le désir qu'il avait qu'elle pût se
rappeler ce qu'il lui disait. Qu'à cela ne
tienne, lui répondit-elle, vous le désirez
trop vivement pour que le souvenir ne
m'en reste pas. Elle parut effectivement
se le rappeler. Ainsi, selon M. Teste, pour
que l'oubli au réveil n'ait pas lieu, il faut

que le magnétiseur en témoigne le désir
au magnétisé dans les entretiens qu'il a
avec lui pendant le somnambulisme (1).
Or, nous venons de voir que les prêtres

(1) M. Billot (*Recherches psychologiques sur la
cause des phénomènes extraordinaires observés chez
les modernes voyants, improprement dits somnambules magnétiques*, t. I, p. 109) cite l'observation d'une demoiselle qui, après son réveil,
refusa obstinément d'exécuter les moyens de
guérison qu'elle s'était prescrits pendant son
somnambulisme. Pour parvenir à les lui faire
exécuter, on la mit dans un état magnétique
permanent. Il y eût eu, ce me semble, un
moyen plus simple, c'eût été de lui prescrire
le souvenir au réveil. M. Dupotet (*le Magnétisme opposé à la médecine*, p. 299) parle aussi
d'une dame portugaise qui ne voulut pas prendre, après son réveil, 3 grains de calomel et de
l'eau de rhubarbe , parce que personne ne
pouvait la convaincre qu'elle s'était ordonné ces
remèdes. Ce ne fut qu'au bout de plusieurs séances que l'on vînt à bout de les lui faire prendre.
S'il est si facile d'ordonner aux somnambules
de se rappeler ce qu'ils ont vu peudant leur

n'avaient point de conversation avec les malades pendant qu'ils dormaient; ils ne les interrogeaient qu'après leur réveil. Enfin, M. Teste dit aussi qu'il lui a paru que ces sortes de réminiscences, qui nécessairement confondent les événements de la veille avec ceux du sommeil, nuisent à la lucidité des somnambules. C'est aussi l'opinion de M. Ricard, qui assure que quand les somnambules se rappellent d'eux-mêmes tout ce qu'ils ont fait, dit et éprouvé pendant leur crise somnambulique, c'est un défaut que le magnétiseur doit s'attacher à détruire (1). Bien

somnambulisme, comment n'a-t-on pas cherché à le faire dans ce cas?

(1) Ricard, *Traité théorique et pratique du Magnétisme animal.* Paris, 1840, p. 263. M. Ricard parle d'un de ses somnambules qui, après ses premiers sommeils magnétiques, se rappelait tout ce qu'il avait dit ou fait. Au bout de cinq à six séances, M. Ricard parvint à lui faire perdre cette faculté qui nuit à la lucidité.

plus, tous les magnétiseurs ont recommandé et recommandent instamment de ne jamais dire aux somnambules, une fois éveillés, ce qui s'est passé relativement à eux durant leur somnambulisme. C'est une raison de plus pour penser que les prêtres des temples n'y avaient pas recours.

D'après cela, nous ne concevons pas comment l'oubli au réveil qui, selon Deleuze et plusieurs autres auteurs, est le caractère essentiel et le seul constant du somnambulisme magnétique , pourrait, au gré du magnétiseur, ne pas avoir lieu dans aucun cas. Nous concevrions bien quelques exceptions ; mais nous ne pouvons croire que les anciens, qui se rappelaient presque toujours leurs songes, aient pu être dans le sommeil magnétique, autrement il faudrait admettre que le somnambulisme de l'antiquité était différent de celui d'aujourd'hui. Enfin, quand les prêtres n'étaient pas là pour ordonner le souvenir, quand les malades songeaient chez eux, et quand, malgré cela, ils se rappelaient leurs songes, peut-on dire qu'ils étaient en somnambulisme? Si les magnétiseurs peuvent à leur gré ordonner le souvenir au réveil, ils devraient bien le faire pour les somnambules spiritualistes qui, suivant les rapports de MM. Billot (1) et Ricard (2), conversent pendant leur somnambulisme avec leur ange gar-

(1) Billot, *Recherches psychologiques sur la cause des phénomènes extraordinaires observés chez les modernes voyants, improprement dits somnambules magnétiques, ou correspondance sur le magnétisme vital, entre un solitaire et M. Deleuze*. Paris, 1849, 2 vol. in-8. L'ouvrage de M. Billot est écrit dans le but de prouver que quand les somnambules disent des choses vraies, prédisent l'avenir, indiquent des remèdes salutaires, etc., ils sont inspirés par les esprits célestes; tandis que quand ils tombent dans l'erreur, quand ils ont des visions mensongères, ils sont sous l'influence de démons.

(2) *Traité théorique et pratique du magnétisme animal*, p. 274-303.

dien, avec la vierge Marie, avec Dieu lui-même, voient le séjour des bienheureux, l'enfer et le purgatoire (1). Il serait bien

(1) M. Billaud dit positivement que ses somnambules qui avaient ces belles visions oubliaient tout à leur réveil. M. Ricard garde le silence sur cette circonstance dans les deux histoires des somnambules spiritualistes qu'il rapporte. Le plus étonnant et le plus lucide de tous les somnambules dont il soit fait mention dans les fastes du magnétisme, est probablement le nommé Michel, dont parle M. Billot (tom. 2, p. 315), d'après le journal *la Presse*, du 22 septembre 1838. Cet individu s'endort, dit-on, à volonté, à toute heure du jour ou de la nuit; il suffit de le regarder fortement pour l'endormir. Son esprit se transporte, au gré des questionneurs, dans les astres, aux antipodes et jusque sous le globe terrestre. Il décrit avec une effrayante rectitude de jugement les lieux qu'on lui fait visiter. Il jouit même de la faculté de rétrospection; il voit les événements depuis longtemps passés, et qu'il n'a pu connaître. Ainsi, on l'a fait descendre jusqu'en 1833, pour l'envoyer à la recherche de la cor-

curieux qu'à leur réveil ces somnambules pussent nous raconter les choses merveilleuses qu'ils ont vues pendant leur somnambulisme.

Ainsi donc nous pensons que les malades qui allaient passer la nuit dans les temples d'Esculape y éprouvaient un sommeil naturel, et non un somnambulisme magnétique. Ils se rendaient dans les temples principalement la nuit : c'est l'heure du sommeil naturel, tandis que le somnambulisme peut être provoqué à toute heure du jour. Comme leur imagination

vette *la Lilloise*. Il a décrit, d'après ses visions, tout le voyage et le naufrage de ce navire. On l'a fait assister aussi au siége de Constantine et à la mort du général Danremont. On raconte encore bien d'autres merveilles de ce nommé Michel. Eh bien! on dit qu'à son réveil il n'a le souvenir que d'un vaste tableau qui formait circulairement un vaste panorama, et auquel il empruntait les faits, les idées et les mots dont se composaient ses réponses

était exaltée par les sacrifices, les jeûnes et les autres pratiques auxquelles les prêtres les soumettaient, ils ne devaient pas tarder à avoir des rêves, et ils devaient naturellement songer surtout à l'objet qui faisait l'unique sujet de leurs occupations de la veille, et pour lequel ils venaient consulter le dieu.

On voit, par le *Plutus* d'Aristophane et par le *Curculion* de Plaute, que les malades passaient la nuit tout entière dans les temples d'Esculape. Le matin, selon Plaute, le gardien du temple en ouvrait les portes et faisait sortir les malades (1). Aristophane dit qu'après que

(1) Plaute, dans sa comédie intitulée *le Curculion*, feint qu'un marchand d'esclaves, qui a la fièvre et les viscères du bas-ventre enflés, va passer la nuit dans le temple d'Esculape, à Épidaure, pour y recouvrer la santé. Pendant qu'il est dans le temple, un jeune homme s'entretient avec la plus belle de ses esclaves. Le matin, le gardien du temple en ouvre les por-

Plutus fut guéri de sa cécité par Esculape, ceux qui l'entouraient restèrent toute la nuit près de lui jusqu'au lever du soleil. Nous voyons là des nuits entières passées dans les temples pour y dormir d'un sommeil naturel, et rien qui ressemble à nos scènes de somnambulisme. Sans doute les malades restaient toute la nuit dans le temple pour que, si les songes n'arrivaient pas bientôt après qu'ils étaient couchés, ils survinssent plus tard. Nous avons déjà dit (*page* 31) que les anciens avaient plus de confiance aux songes qui avaient lieu le matin. On sait d'ailleurs que ce sont presque toujours ceux dont on se rappelle le mieux. Au

tes; le marchand en sort et se plaint amèrement d'Esculape, qui ne le guérit pas. Il raconte qu'il a rêvé pendant la nuit que le dieu se tenait loin de lui, ne voulait pas l'approcher, et paraissait faire peu de cas de sa personne; il demande aux assistants qu'ils lui expliquent son rêve.

contraire, aujourd'hui les magnétiseurs recommandent expressément de ne pas trop prolonger le somnambulisme, sans quoi il en résulterait de graves inconvénients (1). Ils disent qu'il ne faut magnétiser un malade qu'autant de temps qu'il le juge utile, et aux jours et heures qu'il a indiqués lui-même pendant son sommeil magnétique. Tout cela n'a guère de rapport avec les nuits passées dans les temples.

Nous avons dit que les malades qui venaient coucher dans les temples , y dormaient d'un sommeil naturel. Nous avons ajouté que pendant leur sommeil les prêtres ne leur adressaient aucune interro-

(1) Deleuze, *Instruction pratique sur le magnétisme animal*, p. 136) dit que le somnambulisme, prolongé au-delà du temps nécessaire, donne une susceptibilité nerveuse qui peut être très-nuisible. M. Billot (ouvrage cité, tom. 2, p. 360) dit aussi que, si l'on prolongeait trop le somnambulisme, il deviendrait habituel et dégénérerait en infirmité.

gation , et que les malades ne leur faisaient aucune réponse. Nous en avons donné plusieurs preuves ; mais on en peut tirer encore une preuve nouvelle des discours d'Aristide. Cet auteur parle sans cesse des songes multipliés qu'il a eus ; mais il ne fait nulle part mention d'interrogations qui lui auraient été faites par les prêtres , pendant son sommeil. Il aurait dû cependant se les rappeler , puisque le souvenir de ses songes restait parfaitement gravé dans sa mémoire. Si les prêtres n'adressaient aucune question aux malades pendant leur sommeil , que penser alors des préceptes que l'on donne aujourd'hui sur la direction des somnambules et sur les questions qu'on doit leur faire pendant le somnambulisme (1) ? Deleuze dit cepen-

(1) Voici quelques-unes des questions que Deleuze (*Instruction pratique sur le magnétisme animal*, p. 107) prescrit de faire aux somnambules : « Dormez-vous? vous trouvez-vous bien?

dant que l'on ne saurait trop insister sur ce point, et que du genre de conversation que l'on a avec les somnambules dépend en grande partie la direction et le développement de leurs facultés (1). On doit

« les procédés que j'emploie vous conviennent-« ils? combien de temps faut-il vous laisser « dormir? comment faut-il vous réveiller? « quand faut-il vous magnétiser de nouveau? « avez-vous quelques conseils à me donner? » Deleuze dit qu'à la seconde séance il faut demander au somnambule s'il voit son mal, ce qu'il pense de sa nature, de ses suites, des crises auxquelles ils s'attend, enfin, quels sont les remèdes qu'il faut joindre au magnétisme. Nous pensons que si les prêtres d'Esculape avaient usé de quelques procédés semblables envers Aristide, il n'aurait pas manqué d'en parler dans les longs détails qu'il nous donne sur sa maladie et sur ses songes dans ses six discours sacrés.

(1) *Instruction pratique sur le magnétisme animal*, p. 110. Deleuze dit encore, dans son *Histoire critique du magnétisme*, tom. I, p. 205,

convenir que les anciens, qui employaient un somnambulisme si différent du nôtre, ne devaient guère avoir de succès; et cependant il n'était bruit que des cures merveilleuses qu'ils opéraient.

Jamblique dit que les songes célestes arrivaient quand on était dans un état mitoyen entre le sommeil et la veille ou entre la veille et le sommeil. Il ajoute que l'on entendait souvent une voix entrecoupée qui ordonnait ce qu'il fallait faire. Nous pensons, d'après cela, que quand les malades ne dormaient pas réellement, ou qu'ils étaient à demi endormis, les prêtres faisaient entendre des voix dans le temple,' et les malades avaient la simplicité de croire que c'étaient des songes ou des oracles du dieu. Plusieurs

que la direction des somnambules est une chose extrêmement importante; qu'elle exige de la part du magnétiseur de la prudence, du sang-froid, et même une sorte d'instruction.

endroits des *Discours sacrés* d'Aristide semblent favorables à cette conjecture. Celse, cité par Origène (1), dit qu'un grand nombre de Grecs et de Barbares assurent avoir vu et voient encore tous les jours Esculape, non pas sous une forme fantastique, mais dans sa personne elle-même, guérissant les malades, secourant les hommes et prédisant l'avenir. Philostrate (2) rapporte que de temps en temps, dans le temple d'Égée, Esculape se montrait aux hommes. Cela prouve évidemment, comme nous le verrons plus loin, que les malades étaient souvent la dupe des artifices des prêtres qui se revêtaient du costume d'Esculape, et que l'on prenait pour le dieu lui-même. Enfin, Jamblique dit aussi que les songes célestes arrivaient quelquefois quand on était réellement éveillé. Nous croyons que

(1) Origenes contra Celsum, lib. 3, c. 24.
(2) *Vita Apollonii Thyanæi*, lib. I, c. 7.

ces prétendus songes étaient des hallucinations, et les jeûnes ainsi que les autres
pratiques auxquelles les prêtres soumettaient ceux qui allaient les consulter,
étaient bien capables de les produire.

CHAPITRE IX.

Suite de la réfutation des partisans du magnétisme. Les prêtres des temples qui recevaient des songes pour les malades n'étaient pas des somnambules. Histoire du faux prophète Alexandre. Aristide n'était pas un somnambule. L'art de mettre les hommes en somnambulisme ne faisait point partie des mystères des temples, comme on l'a soutenu. Les prêtres des églises chrétiennes n'ont point employé le somnambulisme lors de l'établissement du christianisme, ainsi qu'on a voulu le prétendre.

Nous venons de soutenir que les malades qui allaient dormir dans les temples d'Esculape et des autres divinités, n'étaient point des somnambules ; nous croyons que les prêtres qui se livraient aux songes en place des malades ne l'étaient pas davantage : ils se rappelaient très-bien leurs rêves et les racontaient à ceux qui les

consultaient. Or , nous avons vu précédemment (1) que les partisans du magnétisme pensent eux-mêmes que quand les
somnambules se rappellent au réveil ce
qu'ils ont vu ou entendu pendant leur
somnambulisme (ce qui arrive très-rarement) , c'est un défaut qu'il est essentiel
de corriger , parce que cela nuit à la lucidité. Ces prêtres auraient donc été de
mauvais songeurs et cependant ils faisaient métier de songer pour tout le
monde.

Si les prêtres avaient été des somnambules , on les aurait interrogés pendant
leur sommeil en présence des malades
avec lesquels on les aurait mis en rapport ; on aurait cherché à obtenir d'eux
des lumières sur ce qu'il fallait faire à
ceux qui venaient les consulter , on aurait transcrit leurs réponses et l'on aurait
exécuté leurs ordonnances. C'est cepen-

(1) Voyez plus haut, pag. 157.

dant ce que l'on ne voit nulle part. On lit, au contraire, dans divers endroits des discours sacrés d'Aristide , que les prêtres et les autres gardiens des temples lui racontaient eux-mêmes les songes qu'ils avaient faits à son égard. Il paraît d'ailleurs, d'après un passage d'Artémidore (1), que souvent les prêtres trompaient les malades et leur rapportaient non ce qu'ils avaient vu réellement en songe , mais ce qu'ils feignaient avoir vu.

Il existe un document curieux sur la manière dont la médecine était exercée dans les temples d'Esculape , c'est l'histoire d'Alexandre ou le faux prophète , que l'on trouve dans les OEuvres de Lucien. M. Aubin Gauthier et ceux qui ont

(1) *Oneirocritic.*, lib. IV, c. 24.

(2) Lucien fait le portrait d'Alexandre : il avait une taille élevée, un port majestueux, un air de grandeur et de dignité, une voix agréable et sonore, il était plein de ruse et d'intelligence et avait une mémoire prodigieuse ; en

soutenu l'antiquité du magnétisme n'en ont point fait mention. Cette histoire nous fait voir combien était grande la crédulité des anciens , et elle nous montre que les prêtres d'Esculape n'étaient point des somnambules.

Le faux prophète Alexandre , au rapport de Lucien, pour faire une brillante fortune en exploitant la crédulité publique , entreprit d'établir un oracle. Etant dans la ville d'Abonoteichos en Paphlagonie, il enferma dans un œuf d'oie un très-petit serpent. Il avait eu le soin de s'en procurer un autre très-grand , de l'espèce de ceux qu'on élevait autrefois à Epidaure. Il déposa secrè-

un mot, il possédait tous les dons de l'esprit et du corps. C'était bien ce qu'il fallait pour agir sur les masses populaires dans un temps de crédulité. Lucien ajoute encore qu'Alexandre avait eu pour maître, dans l'art de tromper les hommes, un disciple et ami du fameux Apollonius de Thyane.

(1) Lucien dit que ce serpent était très-grand

tement cet œuf dans de l'eau qui remplissait les fondations d'un temple qu'on élevait à Esculape. Il retira cet œuf devant le peuple assemblé, en fit sortir le petit serpent et dit à cette multitude qu'il possédait Esculape, le dieu de la médecine. On le crut, et bientôt une foule immense accourut afin de le consulter pour les maladies et pour toutes sortes d'autres affaires. Il montrait le serpent d'Epidaure et faisait croire que c'était le même qu'il avait trouvé dans l'œuf d'oie qui avait acquis ainsi une taille prodigieuse en peu de jours.

On peut lire dans Lucien le récit de toutes les ruses qu'employait cet imposteur pour tromper des gens crédules. Il donna à son serpent le nom de Glycon ; il le roulait autour de son corps, lui avait adapté une tête factice qui avait de la ressemblance avec une figure humaine, qui s'ou-

et très-privé, et qu'Alexandre l'avait tiré de Pella, en Macédoine.

vrait et se fermait à volonté , et le montrait au peuple. Sa réputation alla toujours en croissant : on venait le consulter de tous les points de l'empire romain. Quand le temple qu'on bâtissait à Esculape fut achevé , il s'y établit et y rendit des oracles au nom du dieu de la médecine. Le plus souvent on envoyait à Alexandre des billets cachetés contenant des demandes. Il se couchait dessus pendant la nuit et le lendemain ou plusieurs jours après il envoyait sa réponse , qui était fréquemment en vers et qu'il assurait lui avoir été inspirée en songe par Esculape.

Si Alexandre eût ressemblé aux somnambules de nos jours , on serait venu le consulter pendant son sommeil, et c'est alors qu'il aurait rendu ses réponses que l'on aurait transcrites , ce qui aurait bien encore été un autre prestige pour cette multitude crédule. Au reste, Lucien a soin de nous avertir qu'Alexandre décachetait adroitement pendant la nuit les billets

qu'on lui adressait. Il indique même plusieurs des procédés que cet imposteur employait pour cela. Quand ces billets étaient
bien cachetés , ses réponses étaient obscures ou à double sens et souvent entièrement étrangères aux demandes. Il avait
établi auprès de lui des interprètes qui ga-
gnaient beaucoup d'argent en les expli-
quant. Souvent aussi, ajoute Lucien , il
mettait un long intervalle entre les demandes et les réponses, afin d'avoir mieux
le temps de décacheter les billets et de
prendre par ses émissaires des informa-
tions sur les demandes qui lui étaient
faites. Lucien rapporte diverses ruses qu'il
employa pour mettre cet imposteur en
défaut, et il y réussit complètement.

Quand on lit dans Lucien l'histoire du
faux prophète Alexandre , on est surpris
que de nombreuses populations aient pu,
au second siècle de notre ère , être la
dupe de ruses aussi grossières; on serait
tenté de croire que ce spirituel et satyrique

auteur nous raconte une de ses fictions. Il n'en est rien cependant : Lucien dit qu'on fit frapper des médailles en l'honneur d'Alexandre ; quelques-unes de ces médailles existent encore aujourd'hui, ce qui atteste la vérité des faits rapportés par l'écrivain grec (1). Alexandre eut une si grande vogue, que les plus illustres Romains venaient prendre ses avis ; il avait même accès à la cour impériale. Il obtint de Marc Aurèle la permission de changer

(1) On trouve ces médailles dans les *Recherches curieuses d'antiquité*, par Spon, p. 525. Dans l'une, qui est d'Antonin-le-Pieux, on voit un grand serpent à figure humaine, dont la queue fait plusieurs replis. Sur les côtés on lit le nom de Glycon et celui de la ville d'Abonoteichos. Dans l'autre médaille, qui est de Lucius Verus, qui régna avec Marc Aurèle, on voit aussi un serpent à figure humaine, avec le nom de Glycon et de la ville d'Ionopolis. Lucien rapporte qu'Alexandre avait obtenu que la ville d'Abonoteichos prendrait ce nom.

le nom de la ville d'Abonoteichos, où il faisait sa résidence, en celui d'Ionopolis, Pendant l'expédition de cet empereur contre les Marcomans, il lui envoya un oracle en vers qui promettait la victoire aux Romains, si l'on offrait un grand sacrifice, et si l'on jetait dans l'Ister deux lions vivants et une quantité d'aromates. On le fit, et cependant les Romains furent vaincus. C'est ainsi que la plupart des oracles rendus dans l'antiquité ont été ensuite démentis par l'événement. On continuait cependant à les croire et à les consulter ; et encore aujourd'hui M. Aubin Gauthier (1) veut soutenir la véracité des anciens oracles, parce que, selon lui, ceux qui les rendaient étaient des somnambules ou des extatiques et étaient doués de la faculté de prévision. Il considère les anciens auteurs qui croyaient à la divination,

(1) *Histoire du Somnambulisme chez tous les peuples*, tom. I, p. 101 et 102.

aux oracles et aux songes , comme des sages, et il déverse le blâme sur Cicéron, qui a su s'élever au-dessus de son siècle en regardant la divination comme une superstition et un mensonge.

Nous nous sommes étendu sur l'histoire du faux prophète Alexandre , parce qu'elle est de nature à jeter quelque lumière sur le sujet qui nous occupe. C'est dans un temple d'Esculape qu'Alexandre rendait ses oracles. Le nouveau dieu qu'il montrait au public était , disait-il, Esculape revenu au monde. Il exerçait ses jongleries à l'époque où l'empereur Antonin avait cherché à remettre en honneur le culte du dieu de la médecine. Il est probable qu'il devait y avoir des rapports entre la manière dont il traitait les malades et celle qu'employaient les prêtres des autres temples. Or, d'après les détails que donne Lucien , on voit qu'il ne mettait en usage ni le somnambulisme tel qu'on l'observe de nos jours , ni les pratiques du magnétisme. Il répondait à des billets cachetés comme cela se pratiquait dans plusieurs anciens oracles (1). Il décachetait adroitement les billets, ainsi que le rapporte Lucien, ou bien les nombreux émissaires qu'il avait partout savaient bien découvrir ce qu'on lui demandait. Dans les maladies il prescrivait le régime ou divers remèdes intérieurs ou extérieurs sur lesquels Lucien ne nous donne pas de détails. Pour en imposer à la multitude et donner plus de prestige à ses fourberies, il avait institué des mystères qui duraient trois jours et dont il était l'hiérophante. On y voyait des danses mystérieuses et des processions au flambeau comme dans les fêtes d'Esculape à Epidaure(2). On voit

(1) Van Dale, *de Oraculis veterum ethnicorum,* c. 6.

(2) Lucien donne des détails assez étendus sur la manière dont ces mystères étaient célébrés.

que, de même que les prêtres d'Esculape, Alexandre savait bien employer tous les moyens propres à agir sur l'imagination et à en imposer à la multitude.

C'est surtout dans les *discours sacrés* de l'orateur Aristide, que l'on a cru trouver des preuves que les prêtres des temples employaient le somnambulisme. Il n'est pas étonnant qu'au milieu d'une multitude de songes, rapportés par un malade crédule qui passa trois années de sa vie à parcourir les temples pour y rêver, on en trouve quelques-uns qui offrent des rapports avec ceux qu'on dit observer aujourd'hui chez nos somnambules. Ainsi, il songea un jour qu'il était dans un bain et que ses viscères inférieurs de l'abdomen n'étaient pas situés à leur place ordinaire (1). On a cru trouver là de la similitude avec les somnambules

(1) Aristidis *Opera, edente* Jebb. *Oratio sacra prima,* p. 275.

qui disent voir l'intérieur de leur corps ; mais un malade qui rêve ne peut-il pas croire qu'il voit les objets les plus bizarres?

Aristide s'est quelquefois trouvé dans un état extatique (1) ; d'autres fois il a eu de véritables hallucinations ; ainsi il assure avoir eu des conversations avec Sophocle qui était au pied de son lit. Une autre fois, étant couché et éveillé, il crut voir Minerve avec son égide, aussi grande et aussi belle que celle qui a été sculptée à Athènes par Phidias. Il la montra à deux de ses amis qui étaient au pied de son lit et qui le crurent en délire (2). Enfin, à l'époque de la terminaison de sa maladie, étant près d'un temple de Jupi-

(1) Aristide tomba dans un état d'extase après s'être baigné, par ordre d'Esculape, dans un fleuve qui chariait des glaçons (*Oratio sacra secunda*, p. 295).

(2) Aristidis *Oratio sacra secunda*, p. 300.

ter Olympien , il affirme qu'un spectre s'approcha de lui et lui dit qu'il avait eu la même maladie que lui , et que s'étant rendu , par ordre d'Esculape , après dix ans de souffrance , dans le lieu où son mal avait commencé, il avait été guéri(1). Certainement ce sont là des hallucinations, et il n'est pas étonnant qu'il en ait éprouvé , puisqu'il était atteint d'hypochondrie (2). En outre Aristide a été sou-

(1) Aristidis *Oratio sacra quarta,* p. 321.

(2) Le docteur Charles-Adolphe Kœnig a soutenu, en 1848, à l'Université d'Iéna , une thèse qui a pour titre : *de Aristidis incubatione.* Il pense que la principale maladie d'Aristide était l'hypochondrie. Il eut, en outre, un abcès à l'aine qui fournit une suppuration abondante, plus un catarrhe pulmonaire, une angine, et divers autres symptômes morbides qu'il est difficile de caractériser d'après les descriptions obscures et incomplètes qu'il en donne. Aristide fut encore atteint d'une fièvre tierce dont il fut guéri par l'apparition en songe de l'orateur Lysias.

vent la dupe des artifices des prêtres qui s'approchaient de lui pendant qu'il était couché , et qu'il prenait pour Esculape ou pour divers personnages. C'est ainsi qu'on peut expliquer plusieurs de ses prétendus songes. Il semble même dans un de ses discours distinguer très-bien ses songes des apparitions réelles du dieu (1),

(1) Aristide dit (*Oratio secunda*, p. 274) que chacun de ses jours et chacune de ses nuits contiennent quelque chose de digne d'être rapporté, tantôt par les apparitions du dieu en personne (ἐκ τοῦ φανεροῦ παρὼν), tantôt par les songes qu'il lui envoyait. Il ajoute que ses songes étaient rares, parce qu'il dormait peu, à cause de son état maladif. On voit bien par là qu'Aristide avait des hallucinations, dans lesquelles il croyait voir Esculape en personne, ou bien, comme nous l'avons dit, qu'il était la dupe des artifices des prêtres. Ainsi, dans un de ses discours (*Oratio sacra secunda*, p. 298) il dit qu'étant entre le sommeil et la veille, il croyait toucher le dieu, qu'il sentait son arrivée, qu'il approchait ses oreilles de lui, qu'il

ce qui prouve bien qu'il était réellement halluciné. Outre ses discours sacrés, Aristide avait encore écrit des descriptions détaillées de ses songes , et il dit que c'est Esculape qui lui avait ordonné de le faire (1).

Comme les prêtres d'Esculape exerçaient la médecine sous le voile du mystère , on a prétendu que la partie de leur science qu'ils ne découvraient qu'aux initiés , était l'art de mettre les malades en somnambulisme. Voici comment s'exprime à cet égard un écrivain anonyme que nous avons déjà cité et qui a publié dans les *Annales du magnétisme animal* de savantes recherches sur les notions

l'écoutait, craignant qu'il ne s'en allât trop tôt. Le docteur Kœnig (*de Aristidis incubatione*, p. 35), quoique regardant Aristide comme un somnambule magnétique , pense cependant qu'Esculape qui lui apparaissait d'une manière semblable, n'était qu'un simple mortel.

(1) Aristidis *Oratio sacra secunda*, p. 291.

que les anciens avaient du somnambulisme (1). « Le magnétisme animal, n'en « doutons pas, faisait la base de tous les « mystères. On y avait ajouté les formes « imposantes de la superstition, et les « ruses du charlatanisme..... Ces mys« tères, ce secret, ce silence, nous ex« pliquent pourquoi, dans les anciens « auteurs, nous ne trouvons pas une « mention plus claire de la médecine « magnétique. Ses principes et ses pro« cédés étaient dérobés avec le plus grand « soin au commun des hommes, et for« maient pour les prêtres une mine ca« chée dont ils se réservaient seuls l'ex« ploitation. » Le même auteur dit encore que, dans les temples, les remèdes salutaires étaient seuls dévoilés, mais que le principe d'impulsion qui procurait les songes indicateurs de ces remèdes ne

(1) *Annales du Magnétisme animal*, n° 22, p. 174.

l'était pas ; il était soustrait avec grand soin aux yeux du vulgaire (1).

Telle est l'opinion émise par les partisans du magnétisme. Il devrait être inutile de la réfuter si, comme nous le pensons, il est prouvé, par les raisons que nous avons exposées, que les anciens prêtres n'employaient pas le somnambulisme. Cependant nous nous permettrons encore quelques réflexions. Nous pourrions croire que, dans la mystérieuse Egypte, l'art de produire le somnambulisme magnétique aurait pu rester enseveli dans les temples, sans être jamais connu au-dehors (2) ; mais en Grèce, ce pays de liberté et d'indépendance, le se-

(1) *Annales du Magnétisme animal*, n° 22, p. 173.

(2) **Les prêtres d'Égypte avaient pour conserver le secret de leurs sciences occultes et de leurs mystères un moyen que n'avaient pas les prêtres grecs, c'était leur langue sacrée et leurs caractères hiéroglyphiques.**

cret aurait été beaucoup plus difficilement gardé. Il est vrai que ceux qui
dévoilaient les mystères d'Éleusis étaient
punis de mort. Mais dans le *serment*
qui nous a été conservé parmi les œuvres attribuées à Hippocrate, on ne voit
pas que des peines semblables aient
été infligées aux initiés qui étaient infidèles à ce qu'ils avaient juré. Quand
l'ordre des Pythagoriciens fut détruit,
leurs doctrines secrètes furent dévoi-
lées (1). Croit-on que celles des Asclépiades auraient été mieux gardées quand
la pratique de la médecine cessa d'être
leur apanage exclusif? Les prêtres d'Esculape n'étaient pas les seuls qui exer-
çassent la médecine à l'aide des songes.
On allait encore songer dans les temples
de plusieurs autres divinités, non seulement pour obtenir la guérison des maladies, mais encore pour avoir des conseils

(1) Voyez plus haut, pag. 82

sur la manière de se diriger dans les affaires domestiques et dans les affaires d'état. Les prêtres de ces divers temples devaient donc être en possession des mêmes procédés ; un secret qui aurait été entre tant de mains, aurait été difficilement gardé.

On retrouve l'usage d'aller dormir sur les tombeaux et dans les temples jusque chez des sauvages de l'Afrique et de l'Asie. Dira-t-on que tous ces peuples possédaient le secret de produire le somnambulisme ? En voulant trouver le magnétisme partout, on est tombé dans une étrange contradiction : en effet, on veut que l'art de mettre les hommes en somnambulisme ait été un secret soigneusement gardé par les prêtres païens, et cependant on a prétendu que des hérésiarques du 2e siècle employaient le somnambulisme, et qu'on le mettait aussi en pratique dans les églises chrétiennes et au tombeau des martyrs, lors de la chute du paganisme(1). Or, que penser d'un secret qui serait connu des plus mortels ennemis de ceux qui l'exploitent?

Hippocrate, qui appartenait à la famille des Asclépiades, devait bien être en possession de tous les secrets des temples (2); cependant, dans les ouvrages que l'on

(1) Nous prouverons plus loin que cette opinion est erronée.

(2) Nous avons émis précédemment (p. 66), d'après le professeur Choulant, l'opinion qu'Hippocrate n'avait plus de doctrines secrètes, et que le *serment* dans lequel on jurait de n'enseigner la science qu'aux enfants de ceux desquels on tiendrait l'instruction, ou aux initiés, était d'une époque antérieure au père de la médecine. *La loi* qu'on trouve également dans la collection de ses œuvres, et dans laquelle il est fait des prescriptions analogues, ne lui appartient pas non plus. M. Choulant (*Handbuch der Bücherunde für die œltere Medicin,* p. 14) pense que l'auteur de cet opuscule avait sous les yeux un écrit plus ancien dans lequel il a puisé.

regarde comme lui appartenant réellement, on trouve à peine quelques mots
sur les songes (1). Cela prouve qu'il regardait comme une pratique superstitieuse la coutume d'aller dormir dans
les temples pour y songer.

Galien a écrit un petit traité(2) dans lequel il soutient que l'on peut tirer des
pronostics des songes, et qu'ils peuvent
quelquefois indiquer les dispositions in-
térieures des corps. Ainsi, dit-il, un
homme ayant rêvé qu'une de ses jambes
était de pierre, il fut atteint de paralysie
de ce membre (3). Galien s'est quelque-

(1) Le *Traité des songes* que l'on trouve dans
la collection hippocratique n'est pas regardé,
par les meilleurs critiques, comme étant du
père de la médecine.

(2) Galeni *de Dignotione ex insomniis libellus.*

(3) Plusieurs médecins modernes ont reconnu, ainsi que Galien, que l'on pouvait retirer de l'observation des songes des signes qui
peuvent quelquefois servir au diagnostic et au

fois dirigé d'après des songes dans le traitement des maladies ; mais il ne l'a fait que rarement et il blâme très-fortement les médecins empiriques qui, sans avoir considéré la nature du mal, osaient administrer à leurs malades des remèdes prescrits en songe (1) ; et cependant Ga-

pronostic des maladies. Double a écrit sur ce sujet un chapitre important dans sa *Séméiologie* (tom. 2, p. 574-596). Mais il y a loin de là à la confiance aveugle dans des moyens de traitement, parce qu'ils ont été l'objet de nos rêves.

(1) Galeni *de Theriacâ ad Pisonem*, c. 3. Nous allons citer les paroles de Galien, d'après la version latine, parce qu'elles sont importantes et font voir ce que ce médecin pensait des remèdes prescrits en songe. « Non enim sic et « nos medicinarum notitiam assequimur quem- « admodum qui se impiricos à solâ experientiâ « cognominant. Illi omissâ disciplinâ quæ re- « rum naturam investigat quoties oblatos ægros « nulla ratione curant, *turpiter profitentur se* « *remedia partim ab insomniis partim à fortunâ* « *suscipere.* Nos autem auxilia quæ ratio et

lien qui parlait ainsi était de Pergame où
il y avait un temple d'Esculape; c'est sans

« prima et sola excogitare potest summâ con-
« sideratione diligentiâque scrutantes magno
« studio reperimus. Quæ autem ratio non valet
« invenire ea sensuum judicio propendimus,
« plerumque tunc uni non confidentes plu-
« rium censuram adhibemus. » Galien, dans ce
passage, se sert du mot ὀνείρατα pour exprimer
les songes d'après lesquels se guidaient les empiriques. M. Aubin Gauthier prétend (*Histoire
du Somnambulisme*, tom. 1, p. 50) que Galien
et d'autres auteurs n'emploient les mots ὄναρ
et ὄνειρος que pour exprimer des songes in-
certains qui devaient être attribués à l'imagination, ou d'une interprétation difficile. Cette
assertion ne nous paraît point exacte. En effet,
dans son traité *de curandi ratione per sanguinis
missionem*, c. 23, Galien parle d'un prêtre d'Esculape de Pergame, qui se fit ouvrir l'artère
qui est au-dessus de la main pour une douleur
de côté, parce qu'il en avait été averti en songe.
Pour désigner ce songe, il se sert du même mot
qu'il avait employé quand il parlait des songes
d'après lesquels se guidaient les empiriques.

doute pour cela qu'il parle avec tant d'éloges des anciens Asclépiades.

Dans le même chapitre il use encore de la même expression ὀνείρατα pour exprimer plusieurs songes d'après lesquels il se décida à faire une saignée. Dans un de ses écrits (*de Præcognitione ad Posthumum*, c. 2), Galien dit que son père résolut de lui faire étudier la médecine parce que le conseil lui en avait été donné dans un songe. Il se sert ici du mot ὄνειρος, et il y ajoute l'épithète ἐναργὴς, clair, évident. La même épithète se trouve encore jointe au mot ὄναρ dans un autre de ses traités (*Method. medendi*, lib. 14, c. 8). Malgré les expressions qu'il met en usage pour les désigner, Galien regardait bien ces songes comme certains, puisqu'il se guidait d'après eux dans l'emploi de ses moyens de traitement. On me pardonnera cette longue discussion philologique; j'ai été obligé de m'y livrer, parce que M. Aubin Gauthier n'emploie pas moins de 50 pages de son *Histoire du Somnambulisme* à discuter la valeur des expressions dont se servaient les Grecs et les Romains pour désigner les songes et les rêves.

Comme les prêtres des temples comptaient les frictions et les onctions au nombre des préparations qu'ils faisaient subir aux malades avant de les introduire en présence de la divinité, M. Aubin Gauthier et quelques autres auteurs ont prétendu qu'ils avaient employé ces moyens dans le but de produire le somnambulisme. Cette opinion nous semble erronée. Les anciens se servaient sans cesse des frictions pour se préparer aux exercices de la gymnastique , qui étaient d'un si grand usage parmi eux. Il n'est pas étonnant qu'ils en aient fait un des principaux moyens de leur thérapeutique ; et voilà pourquoi les prêtres y soumettaient leurs malades. On ne prétendra pas sans doute que l'on ait voulu mettre les athlètes en somnambulisme avant de se livrer à leurs exercices corporels. D'ailleurs les frictions qu'employaient les prêtres, différaient essentiellement dans bien des cas des passes magnétiques ; elles étaient souvent fort rudes. A Pergame où il y avait un temple d'Esculape, on frottait les malades avec une brosse de fer recourbé appelée xystre ou strigile. Martial (1) dit que c'est dans cette ville que cet instrument a été inventé. Enfin dans bien des cas ce n'étaient point les ministres des temples qui administraient les frictions, mais bien les malades eux-mêmes qui se frottaient (2).

(1) *Epigrammat.*, l. XIV, epigr. 51.

(2) Les écrivains qui soutiennent l'antiquité du magnétisme prétendent (*Archives du magnétisme animal*, t. 4, p. 142) que Plaute veut désigner les passes magnétiques qui produisent le sommeil, quand il feint, dans son *Amphitryon* (vers 157) que Mercure, en voyant Sosie, dit : Si je le frottais doucement pour le faire dormir ? *Quid si ego illum tractim tangam ut dormiat ?* Comment peut-on prétendre que l'art de produire le sommeil et le somnambulisme magnétique était un secret gardé soigneusement dans les temples, si Plaute en parle publiquement dans une pièce jouée devant tout le peuple romain ? Mais nous croyons que

Un auteur qui a soutenu l'antiquité du magnétisme(1), prétend encore que le lieu dans lequel se couchaient les malades était magnétisé et pouvait communiquer le somnambulisme; il cite pour exemple l'arbre de Busancy magnétisé par M. de Puységur. On peut répondre que les malades ne se couchaient pas toujours dans le même endroit. Aristide, il est vrai, dit que c'était ordinairement entre les portes et les balustrades du temple; mais dans un autre passage de ses discours sacrés il

Plaute n'a point fait allusion aux passes magnétiques dans son *Amphitryon*. Si l'on avait cru, chez les anciens, que les frictions pratiquées de certaine manière avaient le pouvoir d'endormir, Galien, qui était médecin, aurait dû le savoir mieux que Plaute. Il n'en dit cependant rien dans son traité *de Sanitate tuendâ*, dans lequel il parle longuement des effets des frictions, ni dans ses autres ouvrages.

(1) *Annales du magnétisme animal*, n° 23, p. 226.

assure qu'il allait dormir dans tous les endroits du temple, même en plein air et jusque sous la lampe sacrée qui était aux pieds
de la statue de Diane (1). On a prétendu
aussi que les prêtres ne recevaient pas à
toute heure du jour, parce qu'ils avaient
quelque machine à préparer (2). On peut
dire au contraire que les prêtres faisaient
venir les malades dans les temples pendant
la nuit, parce que c'est l'heure où l'on
se livre au sommeil naturel, et c'est précisément une preuve qu'ils n'employaient
pas le somnambulisme qui peut être provoqué à toute heure du jour.

Les auteurs qui ont écrit sur le magnétisme avouent que tous les individus ne
sont pas capables d'éprouver le somnambulisme. M. Aubin Gauthier (3) dit que,
sur cent malades, il y a tout au plus cinq

(1) Aristidis *Oratio sacra secunda*, p. 308-309.
(2) *Annales du magnétisme animal*, n° 23,
p 226.
(3) *Introduction au magnétisme*, p. 308.

somnambules, et à peine un seul qui présente quelque phénomène extraordinaire. Cependant il paraît que le plus grand nombre de ceux qui allaient dans les temples y éprouvaient des songes ; il n'est donc pas probable qu'ils aient été en somnambulisme. En outre, si les anciens avaient pratiqué en grand le magnétisme, comme on le prétend, ils n'auraient pas tardé de s'apercevoir qu'il existe, ainsi qu'on l'affirme aujourd'hui, des somnambules qui sont beaucoup plus lucides que d'autres, et qui possèdent à un plus haut degré le don de prévision des remèdes, soit pour eux-mêmes, soit pour ceux qu'on met en rapport avec eux. Ils n'auraient pas sans doute manqué de tirer parti de cette connaissance, et l'on aurait vu chez eux, comme aujourd'hui, des somnambules que l'on serait venu consulter pour les maladies. Nous n'en trouvons cependant pas de traces chez les anciens. A la vérité, il y avait des prêtres songeurs ; mais on n'avait recours ordinairement à eux que quand les malades ne pouvaient pas avoir eux-mêmes des songes. On dit aussi que pour réveiller les somnambules il faut user de précautions, leur faire des passes horizontales au lieu de passes verticales, en un mot, les démagnétiser. Nous croyons que les malades qui dormaient dans les temples se réveillaient eux-mêmes.

Enfin, l'opinion de presque tous ceux qui ont écrit sur le magnétisme est que, presque toujours, pour être mis en somnambulisme, il faut être dans un état de maladie. Cependant les parents des malades qui venaient passer la nuit dans les temples, y obtenaient également des songes. En outre, ce n'était pas seulement pour la guérison des maladies que l'on allait dormir dans les temples ; on le faisait encore pour les affaires ordinaires de la vie et pour les affaires d'état. Ceux qui s'y rendaient pour de semblables motifs étaient bien portants, et cependant il paraît que les dieux ne leur refusaient pas les songes qu'ils leur demandaient. Ils n'étaient donc pas des somnambules magnétiques.

Si l'on voulait absolument retrouver l'existence du somnambulisme dans l'antiquité, on verrait, je crois, plus de rapport avec ce que nous observons aujourd'hui, dans la pythie qui rendait ses oracles à Delphes, que dans les malades qui allaient songer dans les temples. La pythie se tenait sur un trépied qui était sur une ouverture souterraine, d'où s'échappait, dit-on, une vapeur enivrante. Saisie d'une fureur prophétique, l'écume à la bouche, poussant des hurlements, elle proférait des paroles souvent mal articulées que les prêtres qui étaient à ses côtés recueillaient et transcrivaient avec soin. Revenue à son état naturel, on dit qu'elle oubliait tout ce qui s'était passé (1).

(1) Saint Justin (*Admonitio ad Græcos*) dit

On voit bien là quelque analogie avec nos somnambules ; mais les magnétiseurs interrogent ces derniers, tandis que les prêtres de Delphes n'interrogeaient pas la pythie. Comme ils entendaient seuls ce qu'elle disait, ils étaient maîtres de lui prêter toutes les paroles qu'ils voulaient et de lui faire rendre des oracles en prose comme en vers. On allait aussi consulter les pythies pour des maladies. Alexandre de Tralles (1) rapporte qu'un jeune Athénien, nommé Démocrate, qui était atteint d'épilepsie, se rendit à Delphes pour demander au dieu quel remède il devait pendre à son cou pour se guérir. La pythie lui rendit un oracle en vers conte-

également que lorsque l'instinct qui animait les sibylles s'éteignait, elles perdaient la mémoire de ce qu'elles avaient dit. Il ajoute aussi que l'on transcrivait leurs paroles pendant qu'elles les prononçaient.

(1) *De Medicinâ*, lib. I, c. 15.

nant une prescription d'amulette. Comme cet oracle était obscur, un prêtre l'interpréta (1). Alexandre de Tralles ne dit pas si le malade guérit.

On pourrait trouver encore plus d'analogie avec le somnambulisme dans ce que rapporte saint Irénée, au sujet d'un hérésiarque, nommé Marc, qui vivait au second siècle de notre ère. Cet homme, fourbe et débauché, cherchait à séduire les femmes les plus belles et les plus riches ; il leur enseignait ses doctrines erronées et leur faisait, dit-on, prédire l'avenir. Il leur adressait d'abord des discours flatteurs, faisait sur elles des invocations et leur ordonnait de prophétiser. Saint Irénée rapporte que l'imagination de ces femmes s'exaltait et qu'elles prononçaient

(1) L'oracle interprété prescrivait de prendre des vers qui sortent quelquefois des narines des chèvres, de les envelopper avec la peau d'une brebis noire, et de les pendre à son cou.

des paroles folles et incohérentes (1).

Tertullien parle encore d'une sœur qui vivait de son temps, et qui, selon lui, était favorisée du don de révélation. « Elle

(1) Voici le passage de saint Irénée à ce sujet. Marc terminait un discours flatteur qu'il adressait à une femme par ces mots : « Voici que ma « grâce est descendue sur vous, ouvrez la bou- « che et prophétisez. Mais j'en ignore l'art, ré- « pondait la femme étonnée. Alors, continue « saint Irénée, se font sur elle de nouvelles in- « vocations ; on la frappe d'étonnement et de « stupeur, et on lui dit : Ouvrez la bouche, et « que toute parole prononcée par vous soit « désormais une prophétie ! Alors, hors d'elle- « même, l'imagination exaltée, le cœur ému, « pleine d'audace, et cédant pour ainsi dire à « l'impulsion d'un esprit supérieur, elle pro- « nonce à haute voix toutes les paroles folles, « incohérentes, impudentes même , qui lui « viennent à la bouche. » (Saint Irénée, *Contre les hérésies*, liv. I, c. 13, traduction de M. de Genoude.) Certainement les phénomènes observés chez ces malheureuses femmes séduites

« les reçoit, dit-il, dans l'église, au mi-
« lieu de la célébration de nos mystères,
« étant toute ravie en extase, et elle con-
« verse alors avec les anges, quelquefois
« même avec Jésus-Christ ; elle voit, elle
« entend dans ses ravissements les secrets
« célestes, connaît ce qu'il y a de caché
« dans le cœur de plusieurs personnes,
« et enseigne des remèdes salutaires à

par l'hérésiarque Marc offrent plus d'analogie avec le somnambulisme de nos jours que ce qui se passait chez les malades qui allaient dormir dans les temples. Ces femmes, à l'ordre de Marc et par ses fascinations, entraient dans une espèce de crise. C'était pendant cette crise qu'elles parlaient et qu'on les interrogeait, tandis que les malades des temples ne disaient rien qu'à leur réveil. Nous voyons là, ainsi que dans le magnétisme, l'influence qu'un homme doué d'une physionomie imposante, d'un exté-rieur magique, d'un regard dominateur, d'une parole grave et impérieuse, peut avoir sur des personnes faibles, nerveuses, crédules et émi-nemment impressionnables.

« ceux qui paraissent le désirer (1). »
Ces phénomènes, si Tertullien ne les a
pas exagérés, sont sans doute très-remarquables ; mais l'état d'extase dans lequel
se trouvait cette sœur paraît avoir été
spontané et non provoqué par des procédés particuliers. Il paraît que l'hérésiarque Montan et quelques-uns de ses
sectateurs présentaient des phénomènes
analogues.

De même que c'est, dit-on, par hasard
que le marquis de Puységur a découvert
le somnambulisme magnétique en 1784,
il est sans doute possible que, dans l'antiquité, quelques individus aient pu, sans
s'y attendre, produire chez d'autres personnes un état semblable, et que le phé-

(1) On croit que cette sœur avait embrassé
l'hérésie de Montan. Un commentateur de Tertullien croit que c'est Priscilla, femme romaine,
qui avait quitté son mari pour suivre Montan,
et qui prophétisait comme cet hérésiarque.

nomène soit passé inaperçu, soit parce que l'on y a fait peu d'attention, ne sáchant pas le parti que l'on en pouvait tirer, soit parce que l'on n'a pas su le reproduire. Les écrits des anciens nous sont parvenus en trop petit nombre pour que nous puissions retrouver les traces de tout ce qui existait alors. Cependant je pense que le peu de détails qui nous sont parvenus sur l'exercice de la médecine dans les temples d'Esculape et des autres dieux, suffit pour démontrer qu'on n'y guérissait pas les malades à l'aide du somnambulisme magnétique.

Je ne chercherai pas à discuter si les prêtres des temples mettaient en usage le magnétisme simple, puisqu'un auteur qui a approfondi cette question, M. Aubin Gauthier (1), avoue qu'on en trouve peu de traces dans l'antiquité, tandis que le

(1) *Histoire du Somnambulisme chez tous l s peuples*, tom. 2, p. 231.

somnambulisme a été en grand honneur chez tous les peuples anciens (1). Cependant Plutarque (2) dit que Pyrrhus, roi d'Épire, guérissait les engorgements de la rate en pressant lentement avec le pied droit la région du corps où est situé cet organe, pendant que le malade était couché sur le dos. On a dit que ces guérisons, ainsi que plusieurs autres du même genre, que l'on trouve chez des auteurs anciens et modernes, étaient opérées par une vertu magnétique. Il est plus vrai-

(1) On a publié dans les *Archives du Magnétisme animal* (tom. 4, p. 141) un article pour prouver que les anciens employaient le magnétisme animal quand ils guérissaient des malades par le toucher, par les frictions et par les insufflations; mais comme la véracité de la plupart des faits de guérison rapportés dans cet article est plus que douteuse, nous ne croyons pas qu'on puisse en tirer aucun parti pour prouver l'existence du magnétisme animal dans l'antiquité.

(2) *In Vitâ Pyrrhi*, c. 3.

semblable que le fait rapporté par Plutarque est faux ; le conte qu'il ajoute ensuite le fait présumer. En effet, il dit que le gros orteil du pied droit de Pyrrhus avait une vertu divine, et que son corps ayant été brûlé sur le bûcher, on trouva ce gros orteil entier. On a encore voulu attribuer à des attouchements magnétiques plusieurs guérisons miraculeuses que Tacite (1) et Spartien (2) disent avoir été opérées par les empereurs Vespasien et Adrien. Nous ne rapporterons pas toutes ces histoires merveilleuses ; elles prouvent seulement qu'il y a toujours eu des hommes crédules et de vils flatteurs qui ont voulu persuader aux princes qu'ils étaient au-dessus de la nature humaine et qu'ils participaient à la puissance de la divinité. Nous ne finirions pas si nous voulions rapporter ici toutes les

(1) *Historiar.*, l. IV, c. 81.
(2) *In Vitâ Adriani.*

guérisons miraculeuses, toutes les prédic-
tions, en un mot, tous les faits controu-
vés dont sont remplis les historiens anciens, et que l'on a la prétention de
donner aujourd'hui comme vrais, parce
qu'on veut les expliquer à l'aide du magnétisme.

Non seulement les partisans du magnétisme ont attribué au somnambulisme
les guérisons des maladies opérées dans
les temples d'Esculape et des autres dieux;
ils ont prétendu encore qu'après l'établissement du christianisme dans l'empire romain, les prêtres chrétiens et les
moines avaient continué à opérer des
cures magnétiques comme les prêtres
païens. Ils soutiennent que, dans les
églises et aux tombeaux des saints, les
malades allaient passer la nuit pour y
recevoir des songes et pour obtenir ainsi
leur guérison (1), comme on le faisait

(1) On trouve surtout cette opinion soutenue

précédemment dans les temples d'Esculape, d'Isis, d'Osiris et de Sérapis. Nous
croyons que cette assertion n'est point
fondée. Il est vrai qu'après l'établissement du christianisme, et pendant le
moyen âge, on retrouve encore des traces
de la confiance que l'on avait précédemment aux songes. On lit dans les écrits de
saint Augustin, de saint Grégoire de Tours
et de quelques autres auteurs ecclésias-
tiques, que quelquefois des malades
croyaient voir en songe des saints qui
leur conseillaient des moyens de guérison
et qui les engageaient à toucher des reli-
ques ou à se rendre au tombeau de quelque martyr pour y recouvrer leur santé.
On y voit en outre que des malades allaient

dans les *Archives du Magnétisme animal.* Paris,
1820, t. 2, p. 97-137. On y rapporte des faits
que l'on croit favorables M. Aubin Gauthier
(*Histoire du Somnambulisme*, tom. 2, p. 117-131)
défend aussi la même opinion.

quelquefois passer la nuit dans les églises pour y obtenir leur guérison ; mais c'était pour y prier et non pour y dormir, afin d'y recevoir des songes. Les auteurs qui rapportent ces faits se servent du mot *pernoctare*, qui signifie principalement passer la nuit en veillant (1). Ainsi donc nous ne connaissons aucun fait qui prouve que depuis l'établissement du christia-

(1) Les Dictionnaires classiques de Noël et de Wailly rendent ainsi le mot *pernoctare* : veiller toute la nuit, la passer sans dormir. Cependant Facciolati (*Totius latinitatis Lexicon*) dit que *pernoctare* signifie passer la nuit en veillant ou en dormant. Dans un des faits cités dans les *Archives du Magnétisme* (t. 2, p. 132) on voit qu'un paralytique ayant obtenu du soulagement par un voyage au tombeau de saint Gérard, y revint l'année suivante, à la fête du saint, et y pria avec ferveur tout le jour; il y passa même la nuit suivante en veilles et en prières, et fut guéri. *Ad sancti recursavit anniversarium eoque toto die supplex precator commoratus, noctem etiam insequentem continuavit vigi-*

nisme on soit allé dans les églises pour y songer comme dans les temples d'Escu-lape. Le prophète Isaïe blâme cet usage des païens. Il eût été bien singulier que les chrétiens l'eussent ainsi adopté. Cependant George Fabricius rapporte avoir vu à Padoue, au 16e siècle, des enfants de la campagne aller dormir une certaine nuit dans l'église de Saint-Antoine (1). Mais quoique cette pratique superstitieuse aurait eu lieu au 16e siècle, dans un canton de l'Italie, cela ne prouverait nullement qu'il en était de même lors de l'établissement du christianisme et de la chute de l'empire romain.

Les partisans du magnétisme ne se sont pas contentés d'avancer que l'on allait

liis et precibus. Ce n'est point ainsi que les choses se passaient dans les temples d'Esculape : les malades y allaient pour dormir et non pour y passer la nuit en veilles et en prières.

(1) Vink, *Amœnitates philologico-medicæ*, p. 73.

recevoir des songes dans les églises chrétiennes comme dans les temples d'Esculape, quelques-uns d'entre eux sont allés jusqu'à soutenir que Jésus-Christ avait guéri les malades à l'aide du magnétisme. Il n'entre point dans le plan que nous nous sommes tracé de combattre une semblable opinion ; elle a été victorieusement réfutée dans un ouvrage qui a paru en 1837 (1).

(1) *Examen du Magnétisme animal*, par M. l'abbé Frère. Paris, 1837, in-8.

CHAPITRE X.

Rapports qui existent, quant aux effets thérapeutiques, entre les pratiques auxquelles on soumettait les malades dans les temples et les procédés mis en usage par les magnétiseurs.

D'après ce que nous venons d'exposer, nous croyons être fondé à affirmer que les prêtres des anciens temples n'employaient ni le magnétisme ni le somnambulisme pour guérir leurs malades. Cependant nous pensons qu'on peut trouver beaucoup de rapports entre ce qui se passait autrefois dans les temples et ce que nous observons aujourd'hui dans la pratique des magnétiseurs. Des deux côtés on voit une confiance aveugle dans les remèdes, souvent les plus absurdes et les plus dangereux, parce qu'ils sont pres-crits pendant le sommeil. Aristide, atteint d'une maladie longue et douloureuse, re-çoit en songe l'ordre de se baigner dans un fleuve glacé, au milieu de l'hiver, par un vent du nord très-froid, et il obéit. Une autre fois, par le conseil d'Esculape, il se jette dans un fleuve débordé dont les flots roulaient autour de lui des bois et des pierres. Exténué par ses maux, le dieu lui ordonne de se faire tirer cent vingt livres de sang, et il se fait pratiquer de fortes saignées. De même, nous voyons trop souvent aujourd'hui les partisans du magnétisme exécuter les prescriptions les plus dangereuses parce qu'elles ont été ordonnées pendant le somnambulisme magnétique (1). Feu le docteur Desgranges

(1) Nous devons cependant avouer que quel-ques partisans du magnétisme, entre autres Deleuze (*Instruction pratique sur le Magnétisme animal*, p. 297), ont reconnu les dangers aux-

a communiqué à la Société de médecine de Lyon l'histoire d'une jeune fille atteinte de gastralgie qui faillit périr parce qu'on lui fit prendre plusieurs grains de sublimé corrosif par jour, qui lui furent prescrits par une somnambule, sous prétexte que sa maladie était causée par des vers (1). On pourrait citer des faits semblables.

Les guérisons des maladies obtenues dans les temples peuvent, en grande partie, s'expliquer, indépendamment toute-

quels on s'expose quand on accorde trop de confiance aux somnambules ; mais Deleuze convient que bien des magnétiseurs ont une foi aveugle à leurs somnambules, et les croient infaillibles dans les jugements qu'ils portent sur leur propre maladie ou sur celle des autres.

(1) Desgranges a eu soin d'avertir qu'il y avait à cette scène de somnambulisme des personnes capables d'apprécier le danger du médicament prescrit; mais l'enthousiasme l'emporta et le remède fut administré.

fois de l'action hygiénique et thérapeutique des moyens employés, par l'influence toute-puissante de l'imagination sur le système nerveux, et par la confiance sans borne des malades dans des remèdes qu'ils croyaient leur avoir été conseillés par un dieu ; les cures magnétiques peuvent, le plus souvent, être attribuées aux mêmes influences. Quoi de plus propre à agir sur l'imagination chez des gens nerveux, faibles et valétudinaires, que le spectacle d'une personne en somnambulisme, qui agit, qui parle comme si elle était éveillée, qui présente les phénomènes les plus bizarres, et qui prescrit des remèdes dont on attend un soulagement! Les anciens procédés de Mesmer au baquet magnétique étaient bien propres à produire les mêmes effets. La confiance sans borne des malades qui allaient dans les temples, dans des moyens de traitement qu'ils croyaient conseillés par Esculape ou par Sérapis, devait puissamment contribuer à leur guérison. Les magnétiseurs soutiennent également qu'il faut avoir foi au magnétisme pour ressentir son action bienfaisante. « Il est « prouvé bien positivement, dit M. Ricard (1), que l'homme qui a une con- « fiance religieuse et aveugle au magné- « tisme, sera guéri très-promptement « (le cas étant possible), tandis que l'in- « crédule, toutes choses égales d'ail- « leurs, n'éprouvera que peu ou point « d'effets. »

On peut encore expliquer, dans bien des cas, les cures opérées par les prêtres des temples par l'influence puissante et le prestige d'une ame forte sur un esprit faible. Ces prêtres exigeaient de leurs malades l'obéissance la plus absolue. Galien (2) dit qu'ils leur commandaient

(1) *Traité théorique et pratique du Magnétisme animal*, p. 307.

(2) *Methodus medendi*, lib. I, c. 1.

comme des généraux d'armée à leurs soldats ou des rois à leurs sujets; il ne leur
était pas difficile de maintenir cet ascendant sur ceux qui les consultaient,
puisqu'on les croyait inspirés par un
dieu. Nous voyons encore là de l'analogie avec ce qui se passe de nos jours,
puisqu'on dit que, pour que les procédés
du magnétisme réussissent, il faut que le
magnétiseur soit supérieur au magnétisé
sous le rapport physique comme sous le
rapport moral. On va même jusqu'à prétendre que le premier prend sur le second
une puissance absolue et sans bornes (1).
Quand les procédés magnétiques ont
réussi, s'il peut en résulter une action
thérapeutique, elle sera plus efficace si,
par sa supériorité physique et morale, le
magnétiseur exerce un grand ascendant
sur le magnétisé, et s'il a su s'insinuer à

(1) Teste, *Manuel pratique du Magnétisme
animal*, p. 470.

un haut degré dans sa confiance. Voilà
pourquoi l'on dit que le magnétisme a le
plus de succès sur les personnes faibles,
impressionnables, et sur les filles hystériques.

Si le magnétisme a eu des adeptes qui
veulent tout expliquer à son aide, et qui
admettent comme vrais les phénomènes
les plus incroyables de prédiction de l'a-
venir, de vue sans le secours des yeux, de
transposition des sens, de vue de l'intérieur du corps des malades, de connaissance des événements qui se passent à
plusieurs milliers de lieues de distance et
des pensées les plus secrètes des personnes
absentes, de conversations avec les esprits
célestes, etc., etc.; de même aussi il s'est
trouvé des incrédules qui ont tout nié, et
qui n'ont voulu voir dans toutes les merveilles qu'on rapporte du magnétisme
que de la supercherie ou de la séduction.
Nous pensons qu'il y a de part et d'autre
de l'exagération. Nous croyons que les pra-

tiques du magnétisme peuvent produire chez divers individus des phénomènes nerveux, tels que des bâillements, des spasmes, des mouvements convulsifs, de l'assoupissement, le sommeil, etc. Enfin notre opinion est aussi qu'il est difficile de ne pas admettre qu'à l'aide des procédés magnétiques, il est possible de faire naître chez quelques personnes un état singulier dans lequel il existe quelquefois des phénomènes très-bizarres et très-extraordinaires, et auquel on a donné le nom de *somnambulisme magnétique.*

Sans doute on a beaucoup exagéré les phénomènes produits par le magnétisme simple et par le somnambulisme : le charlatanisme s'en est emparé pour en tirer profit. Souvent aussi le somnambulisme a été simulé dans le but de tromper. Le marquis de Puységur (1) avoue

(1) *Mémoires pour servir à l'établissement du magnétisme animal,* p 178.

qu'un des premiers somnambules qu'il ait observés cherchait déjà à abuser ceux qui le consultaient, pour en obtenir de l'argent ; et M. Ricard va jusqu'à dire que, pour un somnambule qui dort, il y en a cinquante qui feignent le sommeil (1). Nous ne croyons cependant pas que ce soit là une raison suffisante pour tout nier. Quand on connaît les nom-

(1) Voici comment M. Ricard s'exprime à ce sujet (*Traité théorique et pratique du Magnétisme animal*, p. 535) « Hélas ! hélas ! pauvres mala- « des, que je vous plains ! pour un bon somnam- « bule consultant, il y en a cent mauvais (j'en- « tends parler des somnambules de profession « et non des autres) ; pour un qui dort, il y en « a cinquante qui feignent le sommeil ; pour « un qui est loyal, il y en a vingt qui sont de « mauvaise foi. » Artémidore, comme nous l'avons vu plus haut (pag. 43), dit également que, dans les anciens temples, ceux qui se livraient aux songes, ordonnaient souvent, non ce qu'ils avaient vu réellement, mais ce qu'ils feignaient avoir vu.

breuses aberrations et les anomalies qu'offrent quelquefois les fonctions du système nerveux, on est forcé de convenir que plusieurs des phénomènes produits par le magnétisme peuvent se présenter dans l'état de santé ou dans l'état de maladie, sans avoir été provoqués. On peut donc concevoir qu'ils soient produits artificiellement, quand on agit puissamment sur l'imagination et sur le système nerveux, ainsi que le font les procédés magnétiques. Si l'on a vu des personnes, dans des crises hystériques ou des affections cérébrales, faire des vers, parler avec éloquence, se rappeler des choses qu'elles avaient depuis longtemps oubliées, et offrir plus de perspicacité et de connaissance que dans leur état de santé, peut-être n'est-il pas impossible que, dans le somnambulisme provoqué, il puisse quelquefois exister un état analogue ? Ne sommes-nous pas d'ailleurs souvent témoins des phénomènes extraordinaires que présente le somnambulisme naturel?

Quelle que soit la manière dont on explique les phénomènes du magnétisme, qu'on les regarde comme les effets de l'imagination ou qu'on les attribue à toute autre cause, si les procédés employés par les magnétiseurs peuvent produire le somnambulisme et plusieurs autres phénomènes dont nous avons fait mention, on ne peut nier qu'ils aient une action puissante sur ceux qui y sont soumis. Dès-lors, s'ils sont mis en usage dans les maladies, il pourra résulter de leur emploi des effets plus ou moins prononcés, suivant la nature des symptômes morbides auxquels on les opposera, et suivant le degré d'impressionnabilité ou de susceptibilité individuelle. Souvent l'excitation nerveuse qu'ils produiront pourra amener des accidents plus ou moins formidables, comme on l'a fréquemment observé, et les symptômes de la maladie seront aggravés. D'autres fois aussi la per-turbation qu'ils causeront pourra ame-ner du soulagement dans les phénomènes morbides. Cet effet salutaire aura surtout lieu chez ceux qui auront une grande confiance dans les moyens auxquels on les soumet.

Quels que soient les éloges outrés que des adeptes enthousiastes ont donnés au magnétisme , il s'est cependant trouvé, même parmi ses partisans, des apprécia-teurs plus impartiaux, qui ont considéra-blement limité le nombre des affections dans lesquelles il peut se montrer utile. « Non seulement, dit Deleuze (1), je ne « crois point que le magnétisme guérisse « toutes les maladies, mais je suis per-« suadé qu'il n'en guérit que le plus petit « nombre; que le plus souvent il soulage « sans guérir, et qu'il peut quelquefois

(1) *Histoire critique du Magnétisme animal*, tom. I, p. 215.

« être nuisible. » M. Aubin Gauthier (1) a bien aussi avoué les dangers du magnétisme. Nous pensons donc que si ses effets ne sont pas surveillés avec le plus grand soin par un homme habile, ils pourront être bien plus souvent nuisibles qu'utiles; et même, malgré cette surveillance, son emploi pourra encore bien fréquemment offrir de graves dangers. Notre savant confrère, M. Martin jeune (2), a observé, à l'hospice de la Charité de Lyon, dans le temps qu'il en était chirurgien en chef, une jeune fille atteinte de violentes crises nerveuses contractées au baquet des magnétiseurs, lesquelles ne pouvaient être calmées que par l'opium, dont on fut obligé de pousser peu à peu la dose jusqu'à 8 à 12 grammes par jour. On pourrait citer bien des faits analogues. Je ne parlerai point

(1) *Introduction au Magnétisme*, p. 411.
(2) *De l'habitude et de son influence sur le physique et le moral de l'homme.* Lyon, 1843, p. 25.

ici des dangers moraux que peut avoir le magnétisme quand il est employé entre des personnes de sexes différents ; plusieurs de ses partisans en sont convenus eux-mêmes (1).

Les procédés du magnétisme étant capables de produire quelquefois des effets thérapeutiques très-prononcés , ils sont doués certainement de plus d'efficacité que le sommeil auquel on soumettait les malades dans les anciens temples pour y obtenir des songes, qui n'était, selon nous , qu'un sommeil naturel ; mais

(1) L'aveu de M. Teste, à ce sujet, peut donner lieu aux plus sérieuses réflexions. « J'ai la « douleur de le prédire, dit-il, le magnétisme « portera la flétrissure et la désolation dans « plus d'une famille. — Oui, ajoute-t-il encore, « cela est vrai, trop malheureusement vrai, le « magnétisme peut faire naître entre deux per- « sonnes de sexes différents un attachement « profond, extrême, insurmontable. » (Teste, *Manuel pratique du Magnét. anim.*, p. 470 et 474.)

comme ces procédés peuvent souvent amener des effets nuisibles, ils répondent moins au précepte d'Hippocrate : *Saltem non nocere*. Les pratiques auxquelles on soumettait les malades, dans les anciens temples, constituaient une véritable médecine religieuse et morale qui ne pouvait jamais nuire et qui souvent pouvait être très-salutaire. D'ailleurs, le voyage, les bains, les frictions, la diète que les prêtres employaient conjointement avec l'incubation, avaient sans doute souvent bien plus d'efficacité que les procédés du magnétisme, et il n'en pouvait pas résulter les mêmes dangers. Enfin, quelle que soit la foi que l'on puisse avoir, au 19e siècle, dans le somnambulisme et le magnétisme, nous doutons qu'elle égale celle d'Aristide, qui eut la patience de se soumettre pendant treize ans à tant de pratiques de tous genres, parce qu'il les croyait conseillées par Esculape.

Les remèdes indiqués en songes dans les temples des anciens, et ceux que nous voyons conseillés par nos somnambules, présentent souvent beaucoup d'analogie. Il serait assez difficile de savoir lesquels présentent le moins d'inconvénients. Les somnambules indiquent ordinairement les remèdes dont ils ont eu précédemment connaissance et qui reviennent à leur souvenir; bien des exemples doivent forcer à reconnaître qu'on s'expose aux plus graves dangers quand on s'en rapporte aveuglément à leurs prescriptions. De part et d'autre les moyens employés peuvent avoir quelquefois contribué aux guérisons; cependant nous leur attribuons bien moins d'efficacité qu'à l'influence morale et aux pratiques accessoires.

Mais en voilà bien assez sur ce sujet. Nous ne pousserons pas plus loin, quoiqu'il nous serait facile de le faire, cet examen des rapports qui existent entre le magnétisme animal et l'incubation dans les temples d'Esculape, d'Isis, et d'Osiris. Notre but n'est point d'entreprendre une discussion sur la valeur du magnétisme; nous l'avons déjà dit, nous ne voulons ni le combattre, ni le défendre. S'il peut être utile, qu'il se contente de son origine moderne, et qu'il n'ait pas la prétention de se retrouver partout et de vouloir tout interpréter à son profit. Qu'il cesse de vouloir nous faire croire à la véracité des anciens oracles, sous prétexte que ceux qui les rendaient étaient des somnambules ou des extatiques doués de la faculté de prévision. Qu'il cesse surtout de vouloir nous donner comme vraies toutes les histoires fabuleuses dont les écrivains de la Grèce et de Rome ont trop souvent rempli leurs ouvrages, parce qu'on veut les faire passer pour des faits magnétiques.

CHAPITRE XI.

Les temples d'Esculape et des autres divinités médicales ne peuvent nullement être comparés à nos hôpitaux, ainsi qu'on l'a prétendu dans ces derniers temps. C'est à l'influence du christianisme que l'on est redevable de la fondation des premiers hôpitaux.

Comme de nombreux malades allaient recouvrer la santé dans les temples d'Esculape et des autres divinités médicales, il n'est pas étonnant que l'on ait cherché quelquefois à établir des comparaisons entre ces temples et nos hôpitaux, et même à leur attribuer en quelque sorte l'origine de ces derniers. La première idée d'un semblable parallèle nous paraît se trouver dans un des ouvrages de Mercurialis (1), dans lequel il dit qu'un grand nombre de malades étaient nourris dans les temples d'Esculape (2). Bœttiger (3), dans une dissertation que nous avons déjà plusieurs fois citée, considère le temple d'Esculape qui était dans l'île du Tibre comme un hôpital pour les pauvres. Mon estimable et savant collègue, M. Dumas, ancien secrétaire de l'Académie royale des sciences, belles-lettres et arts de Lyon, adressa, en 1812, au concours ouvert par la Société des sciences, arts et belles-lettres de Mâcon (4),

(1) *Variarium lectionum in medicinæ scriptoribus et aliis libri V.* Basilæe, 1576, lib. I, c. 13.

(2) Mercurialis s'appuie sur un passage de Strabon qui dit bien que le temple d'Esculape, à Épidaure, est toujours rempli de malades et de tables votives, mais qui ne dit nullement que ces malades y étaient nourris.

(3) Op. cit., p. 169.

(4) La question proposée par la Société de Mâcon était conçue en ces termes : « Les an-

un Mémoire plein de recherches et d'aperçus ingénieux, dans lequel, après avoir exposé combien étaient nombreux dans l'antiquité les temples destinés à y recouvrer la santé, il ajoute (1) que les établissements en faveur des malades ne pouvaient, chez les anciens, être ni plus nombreux, ni plus sûrs. Un savant médecin allemand, le docteur Schneider, secrétaire de la Société médico-légale du grand duché de Bade, vient de publier un ouvrage (2) dans lequel il prétend que

« ciens avaient-ils des établissements publics
« en faveur des indigents, des enfants orphelins
« ou abandonnés, des malades et des militaires
« blessés ; et, s'ils n'en avaient pas, qu'est-ce
« qui en tenait lieu ? » MM. Percy et Willaume obtinrent le prix. Ils soutiennent dans leur Mémoire que les anciens n'avaient aucun établissement public en faveur des indigents comparable à nos hôpitaux.

(1) Page 131.

(2) *Ueber Errichtung von Krankenhausern in*

presque tous les temples d'Esculape, d'I-
sis, d'Osiris et de Sérapis, possédaient un
édifice spacieux destiné aux malades (1),
dans lequel étaient des lits propres à les
recevoir, et il dit ensuite que les premiers
hôpitaux ont dû être bâtis sur ces mo-
dèles. Le savant professeur Choulant, dans
une leçon qu'il a faite tout récemment à
Dresde, sur le magnétisme, a tenu un
langage bien plus affirmatif encore : selon
lui, les temples d'Esculape étaient réellement des hôpitaux remplis de malades
qui allaient y chercher des secours (2).

Telles sont les opinions émises par des

den *Amtsstaedten*, 1838, in-8. M. Scueider donne,
dans cet ouvrage, des détails très-précieux sur
les principaux hôpitaux de l'Europe, et sur
les améliorations dont ces établissements sont
susceptibles.

(1) M. Schneider, pour désigner ces édifices,
se sert du mot *Krankenhaus*, qui signifie hôpital.

(2) Choulant, *Ueber den animalischen Magne-
tismus. Ein Vorlesung gehalten in der Gesellschast*

hommes dont personne ne conteste le savoir et l'érudition. Nous ne pouvons cependant partager leurs avis ; nous n'admettons presque aucune similitude entre les temples d'Esculape et nos hôpitaux. Ces derniers sont des asiles pour les pauvres dans leurs maladies, et les temples des anciens ne leur étaient pas destinés ; les prêtres y exerçaient la médecine pour enrichir le temple et non pour venir au secours des indigents quand ils étaient malades. Aussi, selon nous, c'est avec raison que M. Hecker, dans son *Histoire de la Médecine* (1), blâme Mercurialis d'avoir voulu établir des rapports entre les temples d'Esculape et nos hôpitaux, en soutenant qu'un grand nombre de malades y étaient nourris. Nous pensons qu'après avoir consulté les prêtres, ou

Albina zu Dresden am 12 februar 1840. Dresde, 1842, in-8, pag. 10.

(1) *Geschichte der Heilkunde,* t. 2, p. 285.

après avoir reçu la réponse du dieu en songe, les malades ne faisaient qu'un court séjour dans le temple, et qu'ils n'y recevaient point d'aliments. Peut-on admettre que les malades pauvres pouvaient séjourner dans les temples et y être nourris pendant la longue durée de certaines affections chroniques? Nous ne le croyons nullement. Aussi Platon (1) dit que quand un artisan est atteint d'une de ces maladies qui ne peuvent guérir que lentement par un régime approprié, comme il ne peut plus vaquer à son travail, il est plus avantageux pour lui de mourir. Pausanias (2) nous apprend qu'il n'était pas permis à aucun malade de mourir, ni à aucune femme d'accoucher dans l'enceinte du bois sacré du temple d'Esculape, à Épidaure. Que penser d'un hôpital d'où il faut sortir à l'heure de la mort !

(1) *De Republicâ*, lib. 3.
(2) Lib. 2, c. 27.

et comme cette heure est incertaine, on devait sans doute s'empresser d'emmener les malades quelque temps auparavant. Il est même vraisemblable, d'après cela, qu'on ne devait pas y laisser entrer ceux qui avaient des affections graves. Pausanias dit encore que, comme cette défense était très-onéreuse pour les habitants de l'enceinte du temple, l'empereur Antonin fit construire un édifice dans lequel il était permis de mourir (1).

Les malades qui avaient les moyens de faire de riches offrandes aux temples pouvaient sans doute y séjourner pendant toute la durée de leur traitement ; mais nous sommes persuadé qu'il n'en était pas de même des pauvres. En effet, l'empereur Claude, indigné de ce que des

(1) Nous avons dit plus haut que l'empereur Antonin favorisa puissamment le culte d'Esculape. Les constructions qu'il ajouta au temple d'Épidaure en sont une nouvelle preuve.

maîtres avaient l'inhumanité d'envoyer leurs esclaves malades dans l'île du Tibre, où il y avait un temple d'Esculape, et les y abandonnaient, rendit, au rapport de Suétone, un décret qui donnait la liberté aux esclaves ainsi délaissés (1). Est-il probable que cet empereur eût pris une semblable mesure si les malades eussent été logés et nourris dans le temple, comme le sont les pauvres dans nos hôpitaux ?

(1) Voici les paroles de Suétone (*in Vitâ Claudii,* § 25) : *Cum quidam ægra et affecta mancipia in insulam Æsculapii tædio medendi exponerent, omnes qui exponerentur liberos esse sanxit, nec redire in ditionem domini si convaluissent.* On peut remarquer que Suétone emploie le mot *exponerent* pour parler des esclaves malades que leurs maîtres envoyaient pour se faire traiter par Esculape, dans l'île du Tibre. Nous ne pensons pas que cet historien se fût servi de cette expression si ces esclaves eussent eu la nourriture et le logement dans le temple du dieu.

Vraisemblablement ces malheureux, après avoir consulté le dieu, erraient sans pain et sans asile aux environs du temple, ce qui excita l'indignation du prince. Tacite parle, dans ses Annales (1), de la chute d'un amphithéâtre dans la ville de Fidène qui causa la mort ou des blessures graves à plus de 50,000 personnes. L'historien dit que l'on transporta les blessés dans les maisons des riches, que l'on fit venir des médecins pour leur donner des soins, et qu'on leur fournit les objets nécessaires pour leurs pansements; mais il ne dit point qu'on en plaça dans les temples.

L'empereur Julien se plaint, dans une de ses lettres (2) de ce que ses coréligionnaires ne se sont pas signalés par les principes de philanthropie envers les pauvres et les étrangers, qui ont tant contribué

(1) Lib. IV, c. 63, 64.
(2) *Lettre adressée à Arsace, chef des pontifes de la Galatie.*

aux progrès du christianisme. Il est vraisemblable qu'il n'eût pas adressé cette plainte d'une manière aussi vive qu'il le fait, si l'on eût nourri et logé gratuitement les pauvres dans les temples d'Esculape. Nous pourrions citer quelques autres passages d'anciens auteurs à l'appui de notre opinion. Cependant, au milieu du naufrage des écrits de l'antiquité, nous devons avouer que nous manquons de documents suffisants sur le sujet qui nous occupe. Peut-être les anciens avaient-ils pour les malades pauvres des moyens de secours qui nous sont inconnus. D'ailleurs, il est probable que la différence de leur organisation politique et le petit nombre des individus qui jouissaient du droit de citoyen, rendaient chez eux ces secours moins nécessaires (1). Quant aux

(1) M. de Gerando (*de la Bienfaisance publique*, tom. 4, p. 271), pense que trois institutions rendirent moins nécessaires les hôpi-

esclaves, c'était à leurs maîtres à les faire soigner. Mercurialis (1) prétend que ceux qui étaient malades étaient transportés dans une espèce d'infirmerie appelée *valetudinarium*, dont étaient pourvues les maisons des riches, et là des médecins étaient chargés de leur administrer les traitements nécessaires (2). Cependant,

taux chez les anciens, c'étaient, l'hospitalité, la constitution de la famille et l'esclavage. On sait combien étaient sacrés les droits de l'hospitalité ; elle s'exerçait non seulement entre les familles, mais encore entre les villes et les provinces. Il y avait aussi dans plusieurs villes de la Grèce des espèces d'hôtelleries appelées *xenodochia*, dans lesquelles on recevait gratuitement les étrangers qui n'avaient pas des relations établies avec quelqu'un des habitants, et là des citoyens, appelés *proxènes*, étaient chargés de pourvoir à tous leurs besoins (*Scholia in Aristophanis aves*, vers. 1021).

(1) *Variæ lectiones*, lib. I, c. 13.

(2) Columelle (*de Re rusticâ*, l. XI, c. I) dit que celui qui administre une métairie doit

parmi les citoyens libres, il se trouvait aussi des pauvres. Isocrate (1) dit que de son temps il y en avait beaucoup à Athènes (2). Il n'en manquait pas non plus à Rome. On leur faisait des distributions de vivres; on leur donnait quelquefois des repas publics; mais on ne songeait pas à leur établir des asiles pour leurs maladies.

Les Romains, qui firent de la guerre leur principale occupation, n'avaient pas davantage des hôpitaux pour les soldats blessés que pour les malades pauvres. Un

faire transporter de suite les esclaves malades dans le *valetudinarium*, et là leur faire donner les soins convenables. D'après ce que disent quelques anciens auteurs (Sénèque, *de Irâ*, l. I, c. 16; Tacite, *de oratoribus dialogus*, c. 21) sur le *valetudinarium*, il paraît que quelquefois un assez grand nombre de malades s'y trouvaient réunis.

(1) *Oratio areopagitica.*

(2) Le scholiaste d'Aristophane (*Scholia ad Aristophanis Plutum*, vers. 535) dit qu'à Athènes

ancien auteur (1) nous apprend qu'il y avait dans les camps romains un espace destiné à recevoir les soldats et les chevaux malades ou blessés. L'endroit où étaient soignés les malades s'appelait *valetudinarium*, celui où l'on plaçait les chevaux *veterinarium*. En outre, plusieurs inscriptions prouvent qu'il y avait des médecins attachés aux légions romaines. Après les grandes batailles, les soldats étaient transportés dans les villes voisines où on leur donnait des soins dans les maisons des particuliers. Il paraît qu'il en était de même chez les Grecs. Justin (2)

les pauvres qui n'avaient pas de quoi se procurer des vêtements chauds allaient, pendant l'hiver, se coucher la nuit et se chauffer dans les établissements de bains publics. Ces pauvres devaient être très-mal soignés chez eux dans leurs maladies, et certainement des hôpitaux auraient été très-utiles pour eux.

(1) Hyginus *de Castrametatione.*
(2) *Historiar.* lib. XXVIII, c. 4.

dit qu'après une bataille que perdirent les Lacédémoniens contre Antigone, toutes les maisons de Sparte étaient ouvertes pour recevoir les blessés. Enfin, à Athènes, les soldats mutilés et infirmes étaient entretenus aux frais de l'état (1). Mais Athènes était la seule ville de la Grèce où une semblable coutume était établie (2).

Pour revenir aux prêtres des anciens temples, le désir de secourir les maux de leurs semblables ne fut pas le principal motif qui les engagea à s'arroger l'exercice de la médecine; ce fut plutôt pour s'attirer la considération et le respect, pour augmenter la vénération que l'on portait au dieu qu'ils servaient, pour faire donner de riches offrandes aux temples dont les revenus étaient destinés en partie à l'entretien de leurs familles. Les Asclépiades, surtout ceux qui vécurent peu de

(1) Plutarch. *in Vitâ Solonis*, c. 31.
(2) Aristidis *Oratio Panathenaica*.

temps avant Hippocrate , eurent aussi pour but d'observer les phénomènes des maladies, et d'enrichir ainsi le domaine de l'art de guérir. Peut-être à cette époque les malades faisaient-ils un séjour plus long dans les temples. Mais plus tard, quand les philosophes, les directeurs de gymnases et les médecins enlevèrent aux prêtres l'exercice exclusif de l'art de traiter les maladies, la médecine des temples dégénéra beaucoup, et ceux qui continuèrent à la pratiquer pensèrent plutôt au lucre qu'à l'avancement de la science et au bien de l'humanité. Les écrivains de l'antiquité qui nous ont donné des détails sur les prêtres médecins, ne parlent guère de leur philanthropie, et quelques-uns d'entre eux signalent, au contraire, leur rapacité et leur fourberie. Nous trouvons cependant de beaux préceptes d'humanité et de désintéressement dans quelques-uns des écrits attribués à Hippocrate qui, comme nous l'avons dit, était issu des Asclépiades de Cos; mais le père de la médecine, ainsi que sa famille, renonça à l'exercice mystérieux de son art, et il enseigna que les maladies, même les plus bizarres et les plus extraordinaires, n'ont rien de surnaturel. Son exemple est donc une exception à la règle. Il fallait une religion plus pure que le paganisme pour donner le précepte et le modèle de cette philanthropie, de cette abnégation de soi-même dont nous trouvons de si touchants exemples dans nos asiles destinés à recevoir les malades pauvres. Aussi c'est à l'ardente charité des premiers chrétiens que nous sommes redevables des hôpitaux, et les temples d'Esculape, d'Isis, d'Osiris et de Sérapis ne peuvent en rien leur être comparés.

Je ne dirai que peu de chose sur la fondation des premiers hôpitaux; les anciens auteurs ne nous ont d'ailleurs transmis que très-peu de détails à ce sujet. Dans les premiers siècles de l'Eglise, les chrétiens, suivant les préceptes des Apôtres, recevaient souvent dans leurs maisons des malades pauvres, et leur donnaient des soins comme à leurs propres enfants. Ce n'étaient là que les premiers rudiments d'une institution qui était destinée à soulager tant de douleurs, à produire de si grands bienfaits, et à contribuer si puissamment aux progrès de la médecine. On ne pouvait rien faire de plus, tant que le nouveau culte n'était exercé qu'en secret et était en butte à des persécutions sans cesse renaissantes. Mais quand Constantin eut abjuré le paganisme, on vit les institutions de bienfaisance surgir de toute part.

Saint Jérôme (1) dit que Fabiola, dame romaine fort opulente, vendit tous ses biens et, avec le produit, fonda (vers l'an 380) un hôpital dans lequel on recevait

(1) S. Hieronymi *Epistola ad Oceanum de morte Fabiolæ*.

les malades que l'on allait chercher dans les rues et sur les places publiques, où ils gisaient consumés par la faim et les douleurs(1). Saint Jérôme fait observer que c'est le premier établissement de ce genre auquel on ait donné le nom de *nosocomium* (2). Cependant il paraît certain

(1) Saint Jérôme fait une vive peinture des divers genres d'infirmités qui se trouvaient réunies dans cet hôpital. On voit par là qu'on y admettait un grand nombre de malades de toute espèce. Saint Jérôme dit que Fabiola pansait elle-même leurs plaies, leur donnait à manger de ses propres mains, et leur administrait les soins les plus touchants (voyez la traduction des *Lettres de saint Jérôme*, par MM. Grégoire et Collombet, tom. 4, p. 288).

(2) Le mot grec νοσοκομεῖον *nosocomium*, lieu où l'on transporte les malades, ne se rencontre dans aucun ancien auteur grec; on ne le trouve pas non plus dans le Dictionnaire grec d'Hésychius. Le mot latin *hospitalia*, employé par Vitruve (*de Architecturâ*, l. 6, c. 10) sert à désigner des appartements séparés, destinés à

que depuis près de cinquante ans il existait déjà en Orient quelques établissements qui avaient beaucoup de rapports
avec celui de Fabiola. On voit par les
écrits de saint Épiphane (1) qu'au milieu
du 4ᵉ siècle il y avait à Sébaste, ville du
Pont, un hôpital destiné à recevoir les
pauvres, les étrangers, les estropiés et les
infirmes (2). Il paraît, d'après ce que dit

exercer l'hospitalité envers les étrangers, dans
les maisons des riches. Quand on fonda des
asiles pour recevoir des pauvres, des orphelins,
des vieillards, des enfants, etc., on fut obligé
de créer pour les désigner les noms nouveaux
de *ptochotrophium, orphanotrophium, geronto-
comium, paidotrophium,* etc. C'est une preuve
que ces établissements étaient bien réellement
nouveaux.

(1) S. Epiphani *Adversus hæreses,* lib. 3,
p. 905.

(2) On donnait, dans le royaume de Pont, à
cet hôpital le nom de *Ptochotrophium* (lieu où
l'on nourrit les pauvres). Saint Épiphane ne
dit pas que cet établissement fût alors bien

ici saint Épiphane , que l'hôpital de Sébaste n'était pas alors le seul en Asie, et qu'à peu près à la même époque, il en existait quelques autres, qui

récent. Il dit qu'Eustathe, évêque de Sébaste, en confia la direction à l'hérésiarque Aérius (qu'il ne faut pas confondre avec Arius). Comme, d'après le récit de saint Épiphane, on y recevait les pauvres, les estropiés et les infirmes, il n'était point semblable à ces établissements auxquels on donnait le nom de *xenodochium,* où l'on ne recevait que des pélerins, et qui, suivant la remarque de M. de Gérando (*de la Bienfaisance publique,* tom. 4, p. 278), étaient comme une sorte de continuation de l'hospitalité antique, un intermédiaire entre les institutions des âges précédents et celles des âges modernes. Il ressemblait à nos hospices, et avait beaucoup de rapports avec le *nosocomium* fondé par Fabiola. Mongez, Percy, M. de Gérando, et autres auteurs qui ont parlé de l'origine des hôpitaux, n'ont point fait mention de cet hôpital de Sébaste, qui nous paraît être un des plus anciens qui aient existé en Orient.

étaient tous administrés par les évêques.

Lorsque saint Basile prit possession de l'évêché de Césarée, en 372, il y fonda un hôpital qui était situé hors de la cité. Il était si vaste que saint Jean Chrysostome le compare à une nouvelle ville. On y recevait des malades, des pauvres, des vieillards, des veuves, des pélerins, des enfants. Il est probable qu'ils étaient admis dans autant de divisions séparées (1). Il y avait pour en prendre soin des médecins, des infirmiers (2), des serviteurs et

(1) Saint Basile donne lui-même, dans une de ses lettres (Epist. 176), à son établissement le nom de *ptochotrophium*.

(2) Les infirmiers qui desservaient les premiers hôpitaux étaient appelés parabolains, *parabolani*. Dans une loi rendue par Théodose-le-Jeune (*Codicis Theodosiani* lib. XVI, tit. 2), il est parlé d'eux en ces termes : *Parabolani (qui ad curanda debilium œgra corpora deputantur)*. Un peu plus loin, dans la même loi, il est dit à leur sujet : *Qui pro consuetudine curandi*

des ouvriers de toute espèce. Saint Basile (1) dit encore qu'il existait de son temps plusieurs hôpitaux dans la ville d'Amasie.

Saint Jean Chrysostome rivalisa de zèle avec saint Basile; il employa toutes

gerunt experientiam. Comme cette loi porte que les parabolains devaient prendre soin des malades selon l'expérience qu'ils en avaient, on a cru qu'ils étaient des médecins; mais Leclerc (*Histoire de la Médecine,* 3ᵉ partie, lib. I, c. 2), Peyrilhe (*Hist. de la Chirurgie,* t. 2, p. 408), et Percy (*Dictionnaire des Sciences médicales,* t. 24, p. 473 et 504, et t. 39, p. 223), ont combattu cette opinion. Les parabolains étaient nommés par les évêques et étaient sous leur dépendance. On les comptait parmi les clercs. Il y en avait plus de 600 à Alexandrie. On ignore s'il y en avait également dans les autres villes de l'Orient. Peyrilhe croit qu'ils formaient une espèce de confrérie destinée surtout à soigner les malades en temps de peste, afin qu'à cause des dangers qu'il y avait à courir, ils ne fussent pas abandonnés.

(1) *Epist.* 143.

les économies qu'il put faire sur les revenus de son église à créer des hôpitaux pour y recevoir des malades (1); il alla même jusqu'à proposer au peuple de Constantinople de nourrir en commun tous les pauvres de cette ville, dont le nombre s'élevait à cinquante mille (2). Les princes, qui précédemment se livraient tout comme le peuple aux pratiques superstitieuses des temples, donnèrent les premiers l'exemple de la charité envers les pauvres et d'une touchante abnégation de soi-même pour secourir l'humanité souffrante. On vit l'impératrice Placilie, épouse du grand Théodose, déposer la pourpre impériale pour venir elle-même prodiguer ses soins aux malades rassemblés dans les hôpitaux (3). Son

(1) Palladius *in Vitâ S. Chrysostomi*, c. 5.

(2) Thomassin, *Ancienne et nouvelle Discipline de l'Église*, tom. I, p. 1094.

(3) Theodoret, *Histor. ecclesiast.*, lib. V, c. 18

beau zèle fut imité par plusieurs illustres dames romaines. On songeait aussi en même temps à procurer aux malades pauvres des secours à domicile. Par une loi rendue en 372, l'empereur Valentinien établit quatorze médecins, un pour chaque quartier de la ville de Rome, afin d'y administrer les traitements gratuits aux malades indigents (1).

Nous pourrions citer ici quelques autres hôpitaux fondés à la fin du 4e siècle, qu'il nous suffise de dire qu'on en construisit bientôt dans presque toutes les villes. Constantinople en compta jusqu'à trente-cinq (2). Ce ne fut que plus tard qu'on commença à en établir en France ;

(1) On trouve cette loi au *Code théodosien*, lib. 13, tit. 3, leg. 8, 9, 10.

(2) Ducange, *Histor. Byzantin.*, lib. IV, c. 9. Le plus grand nombre de ces hôpitaux de Constantinople ne furent fondés qu'au moyen-âge.

l'Hôtel-Dieu de Lyon paraît être le plus ancien dont il soit fait mention (1). Les hôpitaux de Reims et d'Autun le suivirent de près.

Cette foule d'établissements de bienfaisance pour recevoir des malades, des pauvres, des voyageurs, des veuves, des orphelins, des enfants, des vieillards, que l'on voit surgir tout-à-coup, à une époque où les invasions des barbares commençaient à affaiblir la puissance de l'empire, et où les fortunes privées devaient égale-

(1) L'Hôtel-Dieu de Lyon fut fondé, à la sollicitation de l'archevêque saint Sacerdos, vers l'an 542, par Childebert I et la reine Ultrogothe, son épouse. Il en est fait mention dans les actes du cinquième concile d'Orléans, tenu en 549; il y est appelé *xenodochium*. Il paraît que dans les premiers temps on y recevait, ainsi que dans les hôpitaux de l'Orient, des pauvres, des pélerins, des infirmes, des orphelins, aussi bien que des malades. (Voyez l'*Histoire topographique et médicale du grand Hôtel-Dieu de Lyon*, par M. le docteur Pointe. Lyon, 1842, pag. 1 et suiv.)

ment être bouleversées par ces invasions, démontre la puissante influence de la religion nouvelle qui venait de remplacer le paganisme. Combien il eût été plus facile à Rome, dans sa gloire, de fonder de semblables établissements. Elle ne le fit pas, parce qu'alors les mœurs publiques n'étaient pas dirigées vers des idées de philanthropie et de bienfaisance. Mais à la fin du 4e siècle, ce qu'un trésor public obéré n'aurait pu faire, l'ardente charité des chrétiens l'opéra avec une merveilleuse promptitude.

Peyrilhe (1), Mongez (2), Percy, avaient déjà démontré que les hôpitaux étaient d'origine moderne, et que les anciens

(1) *Histoire de la Chirurgie*, par Dujardin et Peyrilhe, tom. 2, p. 404.

(2) *Dissertation sur l'antiquité des hôpitaux.* Cette dissertation a paru en 1780 ; elle a été réimprimée à la suite du Mémoire adressé par Percy à la Société des sciences, belles-lettres et arts de Mâcon.

n'en possédaient pas ; mais quelques hommes d'un profond savoir ayant paru vouloir émettre récemment une opinion différente, nous avons pensé qu'il ne serait pas inutile de présenter quelques considérations nouvelles sur un sujet déjà débattu. Nous le répétons, les temples d'Esculape, d'Isis, d'Osiris et de Sérapis ne ressemblaient nullement à nos hôpitaux. Ils ont pu être de quelqu'utilité à la science quand les prêtres qui les desservaient étaient les seuls médecins ; mais quand ils cessèrent d'avoir l'apanage exclusif de l'exercice de l'art de guérir, ces temples furent plutôt nuisibles qu'utiles à l'avancement de la médecine. Cependant nous devons convenir que des malades qui n'auraient peut-être pas pu guérir par les remèdes ordinaires y recouvrèrent la santé par quelques moyens thérapeutiques plus ou moins convenables, dont l'action était puissamment secondée par une confiance sans borne en des remèdes qu'on croyait conseillés par un dieu, et par le pouvoir moral d'une imagination fortement excitée. Là doit se borner le bien qu'ils opérèrent ; ils n'étaient point destinés au soulagement des pauvres dans leurs maladies, et ils ne pourront jamais être considérés comme des établissements de bienfaisance.

FIN.

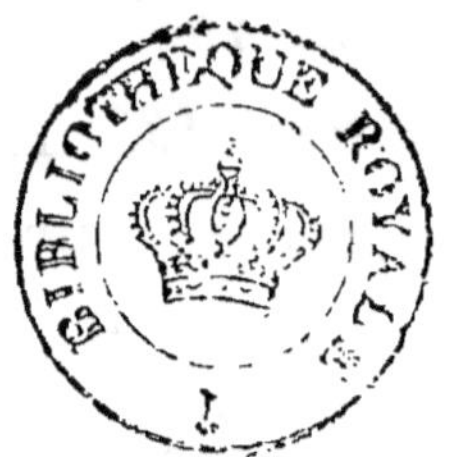

TABLE.

FIN DE LA TABLE.